KAJAL MALHOTRA
PUNEETA VOHRA
ARCHNA NAGPAL

Nutracêuticos na saúde geral

KAJAL MALHOTRA
PUNEETA VOHRA
ARCHNA NAGPAL

Nutracêuticos na saúde geral

Imprint

Any brand names and product names mentioned in this book are subject to trademark, brand or patent protection and are trademarks or registered trademarks of their respective holders. The use of brand names, product names, common names, trade names, product descriptions etc. even without a particular marking in this work is in no way to be construed to mean that such names may be regarded as unrestricted in respect of trademark and brand protection legislation and could thus be used by anyone.

Cover image: www.ingimage.com

This book is a translation from the original published under ISBN 978-620-7-47003-7.

Publisher:
Sciencia Scripts
is a trademark of
Dodo Books Indian Ocean Ltd. and OmniScriptum S.R.L publishing group

120 High Road, East Finchley, London, N2 9ED, United Kingdom
Str. Armeneasca 28/1, office 1, Chisinau MD-2012, Republic of Moldova, Europe
Printed at: see last page
ISBN: 978-620-7-33827-6

CAPÍTULO 1
INTRODUÇÃO AOS NUTRACÊUTICOS

आहारसंभवं वस्तु रोगाश्चाहारसंभवाः
हिताहितविशेषाच्च विशेषः सुखदुःखयोः ४५

Àha¯rasambhavamvasturoga¯s'ca¯ha¯rasambhava¯h, Hita¯hitavis'esa¯s'ca vis'esah sukhaduhkhayoh.

Sutrasthana do Charaka Samhita

"O corpo físico é o produto da dieta e dos inputs sensoriais (i.e., estilo de vida). Do mesmo modo, todas as doenças são o produto de uma dieta e de um estilo de vida incorrectos. As dietas e os estilos de vida saudáveis e não saudáveis são os fundamentos da saúde e da doença."

Esta afirmação reflecte a forte associação entre a alimentação e o estilo de vida de uma pessoa e a promoção da saúde/prevenção de doenças. Há cerca de 2000 anos, esta relação crucial entre a alimentação e a saúde foi bem reconhecida pelo pai da medicina moderna, Hipócrates, que resumiu este conceito antigo através da sua famosa frase "Let food be thy medicine and medicine be m thy food" (Que a comida seja o teu remédio e o remédio seja o teu alimento)[1]

A alimentação é sempre um requisito elementar essencial para a persistência dos processos vitais. A saúde, a doença e a esperança de vida de um indivíduo estão diretamente relacionadas com a sua escolha de factores alimentares saudáveis ou não saudáveis, respetivamente. Esta correlação é bastante evidente desde o início da civilização humana e está documentada na literatura antiga. A "Bhagwatgita", uma antiga escritura indiana, menciona que a alimentação não só é essencial para a saúde física, como também é necessária para o bem-estar mental e espiritual. Verifica-se um aumento acentuado da ingestão de hidratos de carbono refinados e uma diminuição da ingestão de hidratos de carbono complexos, aminoácidos essenciais, minerais, ácidos gordos ómega 3, vitaminas e antioxidantes. Estas alterações alimentares, juntamente com o comportamento sedentário, a tensão mental, a poluição, o consumo de tabaco e o alcoolismo, predispuseram a raça humana para o risco de um conjunto de doenças crónicas conhecidas como Doenças Não Transmissíveis (DNT)[2] .

1

O Colégio Internacional de Nutrição descreveu o triplo fardo das doenças, nomeadamente: subnutrição, sobrenutrição e comportamento sedentário.

Este trio é considerado como o grande fator de risco para as doenças não transmissíveis. A ingestão de alimentos pré-embalados/transformados/rápidos com um índice glicémico elevado, de lípidos prejudiciais à saúde com poucos fitoquímicos e fibras e de um estilo de vida sedentário, em conjugação com um nível de stress elevado, resulta em efeitos pró-inflamatórios adversos.

Estes efeitos reflectem-se em doenças crónicas ou DNT, como as doenças cardiovasculares, o cancro, as doenças auto-imunes, a diabetes e a asma, etc. A prova da relação entre estas doenças é a sua patogénese comum, que está associada a níveis mais elevados de citocinas inflamatórias como as prostaciclinas, os leucotrienos e os tromboxanos.[3]

Com o aumento da consciencialização sobre as doenças relacionadas com a nutrição, o desenvolvimento económico e a enorme investigação no domínio da nutrição, os investigadores conseguem reavivar o antigo conceito de alimentação e nutrição sob a forma de "Nutracêuticos". O termo "Nutracêuticos" é uma junção de "nutrição" e "farmacêutico". Este termo foi cunhado e descrito por Stephen DeFelice (fundador e presidente da Fundação para a Inovação em Medicina, localizada em Cranford, Nova Jersey) no ano de 1989, como "uma substância que é um alimento ou parte de um alimento e proporciona benefícios médicos e de saúde". Em 1999, Zeisel redefiniu ainda mais este termo como "um suplemento alimentar que fornece uma forma concentrada de um presumível agente bioativo proveniente dos alimentos". Esta definição foi ainda reformulada pelo Dr. Lockwood como "um componente medicinal ou nutricional que inclui um alimento, uma planta ou um material natural que pode ter sido purificado ou concentrado e que é utilizado para a melhoria da saúde através da prevenção ou do tratamento de doenças".[1]

Trata-se de uma abordagem moderna da ciência alimentar, e a área de possível utilização foi definida para além da dieta, mas antes dos medicamentos. Devido ao risco de toxicidade ou de efeitos adversos dos medicamentos, os consumidores estão a voltar-se maciçamente para os suplementos alimentares para melhorar a saúde onde os produtos farmacêuticos falham. Este facto deu origem a uma revolução nutracêutica a nível mundial.[4] A indústria nutracêutica é um sector dinâmico e em evolução que oferece oportunidades interessantes para fundir a descoberta científica com o interesse crescente dos consumidores por alimentos que melhorem a saúde.[5] Os nutracêuticos encontram-se num mosaico de produtos que emergem da

(a) Indústria alimentar

(b) O mercado dos suplementos alimentares e à base de plantas,

(c) Indústria farmacêutica e

(d) Os conglomerados farmacêuticos/agroindustriais/nutrição recentemente fundidos. De acordo com Rishi (2006) e Hathcock (2001), os três principais segmentos da indústria nutracêutica incluem

(a) Produtos à base de plantas/ naturais,

(b) Suplementos alimentares e

(c) Alimentos funcionais.[6]

Os alimentos e os nutrientes desempenham um papel vital no funcionamento normal do organismo. Ajudam a manter a saúde do indivíduo e a reduzir o risco de várias doenças.

Nas sociedades ocidentais, devido a uma maior disponibilidade de alimentos hipercalóricos e a um estilo de vida sedentário. A obesidade, a diabetes, a aterosclerose e a neurodegenerescência são as principais patologias relacionadas com a alimentação. Alimentos funcionais e nutracêuticos como a mistura de glucomanano, quitosana, feno-grego, gsylvestre e vitamina C reduziram significativamente o peso corporal e promoveram a perda de gordura em indivíduos obesos. Também a ativação de células reguladoras T intestinais e a regulação homeostática da microbiota intestinal têm o potencial de reduzir a inflamação de baixo grau em doenças relacionadas com a dieta. Na diabetes mellitus gestacional, a terapia dietética é a pedra angular do tratamento. Os fitoestrogénios e as iso flavonas estão associados a uma menor incidência e taxa de mortalidade da diabetes tipo II.[7] Anti-oxidantes, fibras dietéticas, ácidos gordos poli-insaturados ómega 3, vitaminas e minerais para a prevenção e tratamento de DCV. Os polifenóis presentes nas uvas previnem e controlam as doenças arteriais, enquanto os flavonóides presentes na cebola, nos legumes, nas uvas, no vinho tinto e nas maçãs bloqueiam a ECA e reforçam os pequenos capilares que transportam oxigénio e nutrientes essenciais para todas as células.[8]

O cancro é um problema de saúde crescente em todo o mundo - particularmente com o aumento constante da esperança de vida, a crescente urbanização e as subsequentes alterações das condições ambientais, incluindo o estilo de vida. Estão em curso muitos ensaios clínicos sobre a utilização de suplementos nutricionais e dietas modificadas para prevenir o cancro. Mais de 250 estudos de base populacional, incluindo estudos de caso-controlo e de coorte, indicam que as pessoas que consomem cerca de cinco porções de fruta e legumes por dia têm aproximadamente metade do risco de desenvolver cancro - particularmente cancros do aparelho digestivo e respiratório - do que aquelas que consomem menos de duas porções. Os legumes e a fruta são excelentes fontes de substâncias preventivas do cancro. O NCI identificou cerca de 35 alimentos de origem vegetal que possuem propriedades preventivas do cancro. Estes incluem o alho, a soja, o gengibre, a cebola, a curcuma, o tomate e os vegetais crucíferos (por exemplo, brócolos, couve, couve-flor e couve-de-bruxelas).[9]

O cancro oral é a terceira principal causa de morte nos países desenvolvidos. O desenvolvimento do carcinoma espinocelular da cabeça e do pescoço está fortemente associado a determinados factores de risco, como o consumo de álcool e de tabaco.[10] Os nutracêuticos têm funções de retardamento, prevenção e tratamento de doenças inflamatórias crónicas devido à presença de fitoquímicos. Têm efeitos anti-inflamatórios através da inibição da ativação do NF-κB, do bloqueio da sobreexpressão do fator de necrose tumoral e da interleucina-1, da regulação negativa da sobreexpressão das moléculas de adesão celular e da inibição da fosfolipase A2, da COX-2, da lipoxigenase, da mieloperoxidase e da inibição da atividade enzimática geradora de (ROS) e do aumento da capacidade de eliminação dos ROS. Têm um papel antioxidante que pode reduzir o nível de ROS e de radicais livres. Têm efeitos no processo de oxidação lipídica que inibem ou retardam a formação de radicais alquídicos livres e cortam as reacções em cadeia dos radicais livres.[11] Foi realizado um estudo para observar a relação entre os micronutrientes e o cancro da boca e da faringe, tendo-se observado que os micronutrientes estavam inversamente relacionados com o cancro da boca, embora a força da associação variasse. A associação foi mais forte para o caroteno, a vitamina C, a vitamina B6, o ácido fólico, a niacina e o potássio.[12] Os nutracêuticos, como a curcumina, o chá verde, o cominho preto, a genisteína e os cogumelos, mostraram resultados promissores em estudos invivo e invitro como terapia quimiopreventiva e adjuvante para as lesões orais pré-malignas e malignas. Perante o cenário atual de dependência dos fármacos e dos seus crescentes efeitos adversos na saúde humana, através desta dissertação da biblioteca tentaremos dar ênfase ao papel dos nutracêuticos na saúde e doenças sistémicas e orais.

CAPÍTULO 2
NUTRACÊUTICOS: VINHO VELHO NUMA GARRAFA NOVA

(Uma breve revisão das perspectivas históricas)

I. Índia Antiga

Grande parte da cultura da Índia antiga foi registada em textos chamados Vedas, que significa conhecimento em sânscrito. Estes textos são alguns dos mais antigos do mundo indiano e são algumas das mais antigas escrituras do hinduísmo. Nestes textos são mencionadas várias vezes descrições de alimentos e, como acreditavam, pensava-se que os alimentos eram a fonte de sobrevivência física, resistência e força. A comida também era vista como tendo atributos medicinais e curativos. "Por isso, mesmo agora, quando alguém que está afetado melhora, pede comida. Então eles ficam esperançosos por ele pensando: 'Ele pede comida; ele viverá'." Isso foi descrito nos Vedas quando Prajapati (o senhor das pessoas) estava cansado de lutar contra a morte e o mal, e ele pediu comida para ser revitalizado (Wujastyk 1995). Nas antigas obras sânscritas, há também a descrição de várias plantas e vegetais, e as obras entram em pormenor sobre como utilizar diferentes partes das plantas para fins medicinais[13] .

Óleo de rícino

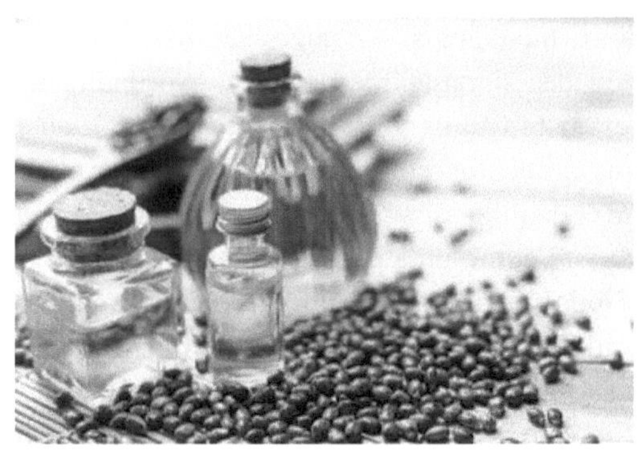

FIGURA 1: ÓLEO DE CASTRO

Grande parte do antigo texto medicinal indiano está escrito no Susruta Ayurveda, que foi compilado por volta de 2000 a.C. São os escritos antigos dos medicamentos tradicionais hindus nativos da região indiana. O óleo de rícino é mencionado nestes escritos pela sua utilização como laxante estimulante para tratar a obstipação. Outro país asiático próximo, a China, utilizava a planta da mamona para restaurar o chi do corpo, e o pensamento era que este produto poderia ser utilizado pelo corpo onde era mais necessário. As elevadas concentrações de vitaminas no óleo de rícino, especialmente a vitamina E, permitem a sua utilização como um potencial antioxidante no tratamento de problemas gastrointestinais.

Gengibre

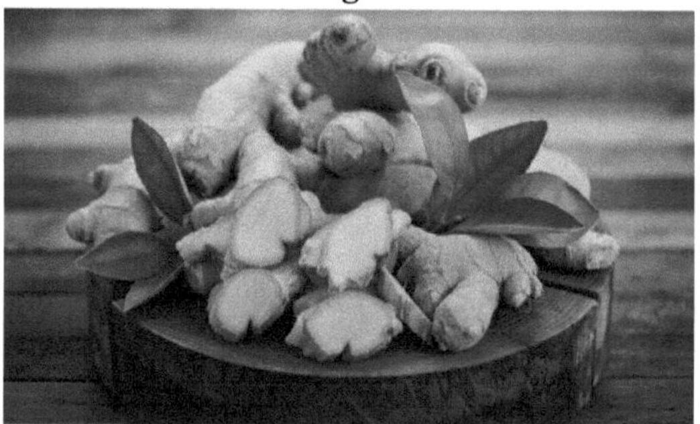

FIGURA 2: GENGIBRE

Muitos dos povos antigos e monges da região indiana procuravam raízes para utilizar como produtos medicinais. As raízes são bastante estáveis e podem ser utilizadas e armazenadas durante toda a vida. Normalmente, estes produtos medicinais nunca eram tomados como alimentos sólidos ou moles, mas eram adicionados a outros alimentos como aditivos medicinais. Uma das primeiras utilizações concebidas daquilo a que chamamos atualmente um nutracêutico. As pessoas viam o gengibre como uma dádiva curativa do seu criador, e esta planta estava presente em todos os antigos sistemas indianos e chineses.[14] Atualmente, a Índiạ é o maior cultivador da planta do gengibre, contribuindo com cerca de 30%-40% da produção mundial. Não era tipicamente utilizado como especiaria, como é mais comum atualmente, mas era visto como um medicamento. Na antiga língua indiana, era chamado mahahbheshaj, mahaoushadhi, que significa a grande cura, o grande remédio. Nos antigos textos ayurvédicos, a utilização da raiz de gengibre era recomendada para a elefantíase, a gota e as perturbações do organismo devidas à indigestão. De facto, quando os exploradores europeus exploravam a região, descobriram que os povos nativos tinham grandes plantações de aloé, pimenta, gengibre, canela e ameixa mirobalana. O gengibre contém uma grande concentração de gingerol, um composto antioxidante quimicamente relacionado com a capsaicina da malagueta e a piperina da pimenta preta. Estes compostos conferem o carácter picante relativo a cada uma destas plantas e raízes vegetais. Em modelos animais, este composto demonstrou induzir hipotermia e tratar a artrite reumatoide, além de ser citotóxico para linhas celulares de cancro do sangue e do pulmão.

Romã

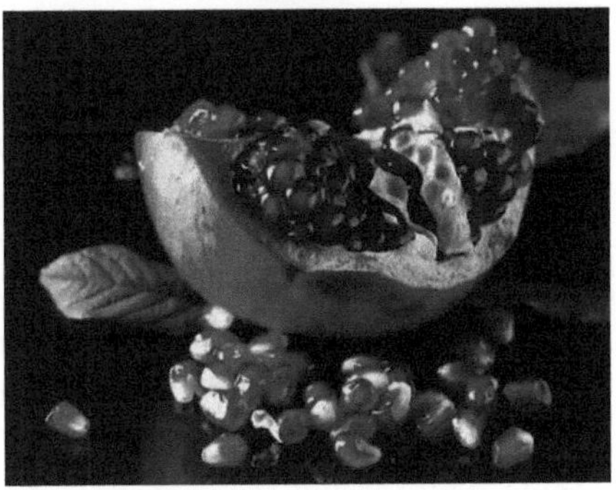

FIGURA 3: ROMÃ

O cultivo mais antigo da romã foi no Vale do Indo, no sopé dos Himalaias. Em sânscrito, este fruto é designado por dadima e em hindi e urdu por anar. Nos textos da Ayurveda, a sua utilização é mencionada para tratar problemas cardíacos e sanguíneos, para estimular o apetite, como antiemético e antidiarreico. O fruto é também um símbolo de fertilidade e prosperidade. Quando maduro, o fruto é descrito como parecendo um coração, e pode ser por isso que foi usado para doenças cardiovasculares, juntamente com o sumo e as sementes que se assemelham a sangue. O fruto, como descrito anteriormente, tem um imenso potencial antioxidante e é um dos primeiros exemplos de um nutracêutico antioxidante.

II. Chinês antigo

A medicina tradicional chinesa (MTC) remonta a 2000 a.C. e engloba muitas das práticas tradicionais, como a acupunctura, o tai chi, a moxabustão e a fitoterapia. Só nos Estados Unidos, estima-se que mais de 5 milhões de pessoas, de acordo com o National Health Interview Survey, tenham recorrido a estes tipos de tratamento. Um dos principais textos sobre ervas, Shennong's Materia Medica, terá sido escrito por um dos primeiros herboristas chineses, Shennong, que viveu por volta de 2800 a.C. e terá experimentado centenas de plantas chinesas, tendo posteriormente transmitido os seus conhecimentos sobre plantas medicinais e venenosas a outros agricultores. Outro texto chinês é o Huangdi Neijin ou o Cânone Interior do Imperador Amarelo. Foi escrito em 500-200 a.C. e tem o formato de uma peça do tipo pergunta e resposta entre o mítico imperador Huangdi e os seus ministros. O primeiro texto da série em duas partes, Suwen, apresenta os fundamentos da medicina chinesa e as suas bases de diagnóstico. Finalmente, um dos mais antigos manuais clínicos do mundo vem da China antiga, no final da dinastia Han, em 220 d.C.. O Shanghan Lun é conhecido em inglês como Treatise on Cold Damage Disorders, e muitos estudantes de medicina tradicional chinesa ainda hoje aprendem com ele. O texto combina o Yin e o Yang do corpo com cinco fases de uma possível terapia medicamentosa. Trata-se de um dos primeiros textos médicos chineses que descreve os sintomas como padrões clinicamente úteis que os herboristas e o pessoal médico antigo podiam utilizar para tratamento.

Astrágalo (huangqi)

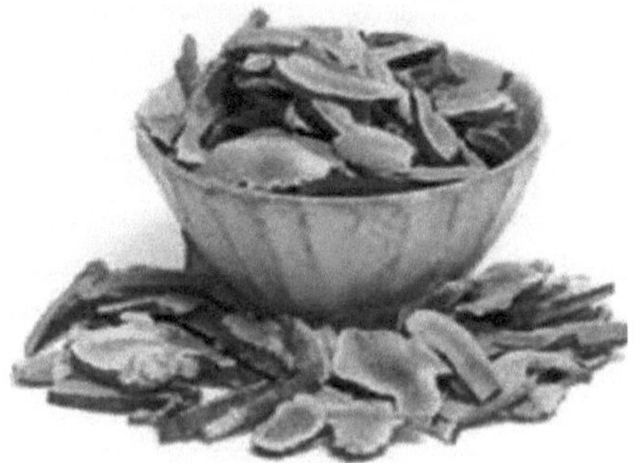

FIGURA 4: ASTRAGALO

Tradicionalmente, a astralagus era utilizada para equilibrar a força vital, ou qi, dentro do corpo humano. A planta é colhida ao fim de 4 anos, e as raízes amareladas e lisas são utilizadas para fins medicinais. Esta erva é utilizada para melhorar a saúde geral de uma pessoa e é suposto aumentar a resistência às doenças. É também um notável antioxidante, antiviral e antibiótico. Clinicamente, é utilizada em pessoas que apresentam fraqueza geral, diarreia, fadiga, falta de apetite, doenças crónicas e para aumentar a vitalidade e os níveis de qi. Atualmente, esta é uma das maiores plantas relacionadas com a saúde utilizadas na China e noutros países da Ásia (Biggs 1995).

Esta erva contém polissacáridos únicos que se pensa estimularem o sistema imunitário. Estes compostos também mostram uma forte atividade antioxidante e antitumoral num modelo animal.[15]

Alcaçuz (gancao)

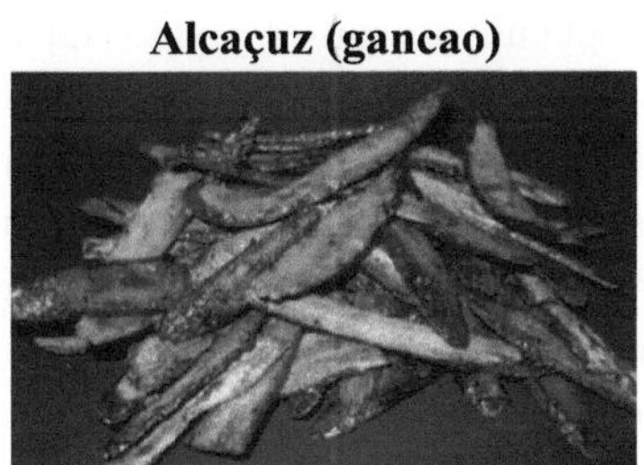

FIGURA 5: LICÓRCIO

Outra planta utilizada pelas suas raízes, o alcaçuz, tem sido utilizada nas antigas civilizações da China, Índia, Egípcios e Romanos. A sua raiz de sabor doce era utilizada pelas suas propriedades rejuvenescedoras e, na MTC, era clinicamente utilizada para dores de garganta e episódios de intoxicação alimentar. Atualmente, na China, o alcaçuz é a segunda erva mais prescrita (McCoy 2013). Os compostos da raiz desta planta demonstraram ser eficazes contra as formas de oxidação do LDL quando testados em laboratório (Sipos et al. 2004). A oxidação das LDL é um fator-chave na formação precoce de lesões ateroscleróticas, e o uso de alcaçuz pode ser utilizado para travar ou prevenir estes processos.

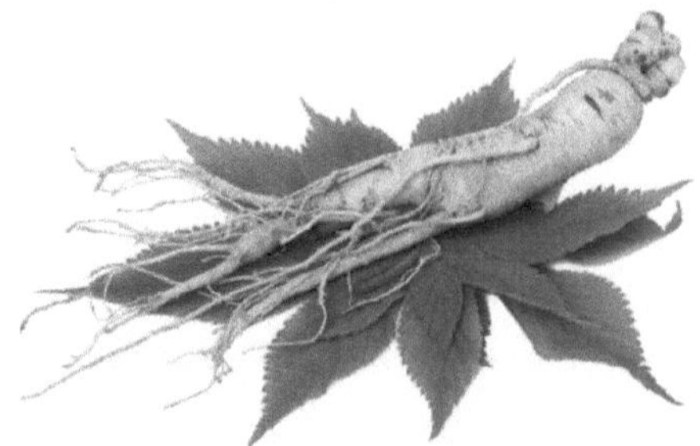

FIGURA 6: GINSENG

O termo foi atribuído à planta do ginseng pelo facto de as suas raízes se assemelharem por vezes à forma de um homem. Em chinês, o termo ginseng significa raiz ou essência de homem. Devido à sua forma peculiar, pensava-se que a planta e as suas raízes eram divinas, pelo que estas plantas eram extremamente valiosas. A procura na China foi tão elevada numa altura, em 200 d.C., que quase exterminou o fornecimento de ginseng chinês selvagem. Pensava-se que a erva aumentava a energia, melhorava o desempenho atlético, melhorava a função mental e aumentava a imunidade. No modelo animal, quando alimentados com uma dieta constante de extrato de água de ginseng vermelho, estes animais tendiam a apresentar significativamente menos danos oxidativos. Pensa-se que o método de ação seja uma redução da peroxidação lipídica e a restauração da capacidade antioxidante, travando os processos de stress oxidativo.[16]

Mirtilo (goji)

Mencionada na Matéria Médica de Shennong, a wolfberry ou bagas de goji são utilizadas há milénios na China antiga. Com o tempo, as pessoas começaram a pensar e a observar que as pessoas que bebiam regularmente um tónico de goji tinham tendência a viver mais tempo. O fruto e a sua planta estavam relacionados com a vitalidade e a longevidade na China antiga. As bagas vermelhas, geralmente secas, têm elevadas concentrações de vitamina C, beta-caroteno e outros compostos fenólicos, o que faz deste fruto um antioxidante utilizado desde cedo e que ainda hoje é amplamente utilizado.

III. Antigos Egípcios

Os avanços da medicina no antigo Egipto foram alguns dos melhores do mundo. Eram famosos pelo seu conhecimento e aplicação de ligaduras, pelo reconhecimento de infecções e inflamações e pela sua utilização de vários medicamentos e ervas. O Papiro de Ebers foi o texto médico padrão desta civilização, escrito em cerca de 1500 a.C. (Rajasekaran et al. 2005). Embora a maior parte da prática médica egípcia se baseasse na ideia de que a magia e os espíritos causavam doenças, o estudo das doenças e dos sintomas conduziu a um sistema de tratamento. Diferentes tratamentos à base de plantas, que consistiam em plantas e resinas de árvores, eram colocados no vinho (Miladi e Damak 2008).

Aloé vera

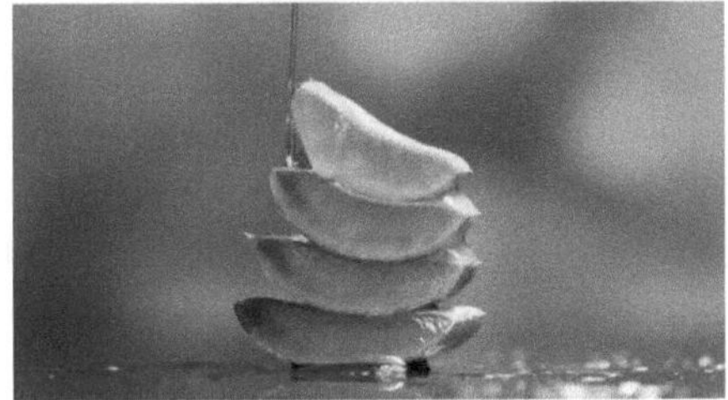

FIGURA 7: ALOE VERA

Uma das plantas do Papiro de Ebers é originária do Médio Oriente e das regiões árabes e foi transportada para o continente asiático por volta de 600 a.C. pelos comerciantes árabes. Os egípcios pensavam que esta planta era um ícone religioso e penduravam-na frequentemente à entrada das suas portas para se protegerem do mal. Encontram-se desenhos da planta do aloé nas paredes dos seus templos e túmulos, que mostram principalmente a sua utilização para tratar diferentes queimaduras. Nos textos indianos da Ayurveda, é mencionada para ajudar a gerir a dor e as afecções dolorosas. Os egípcios utilizavam a planta para ajudar na preparação dos rolos de papiro e era utilizada medicinalmente para o tratamento precoce da tuberculose. A planta era recomendada para feridas devido às suas propriedades analgésicas e antibacterianas e era utilizada externamente para tratar erupções cutâneas, queimaduras e queimaduras solares. A planta, quando administrada a ratos diabéticos em concentrações de 300 mg/kg, demonstrou diminuir os níveis de glucose no sangue, a hemoglobina glicosilada e aumentar o número de hemoglobina.[17] Em geral, os potenciais de radicais livres da planta foram testados por várias equipas de investigação, e pode ser por isso que é tão eficaz no tratamento da irradiação e das queimaduras.

Coentros

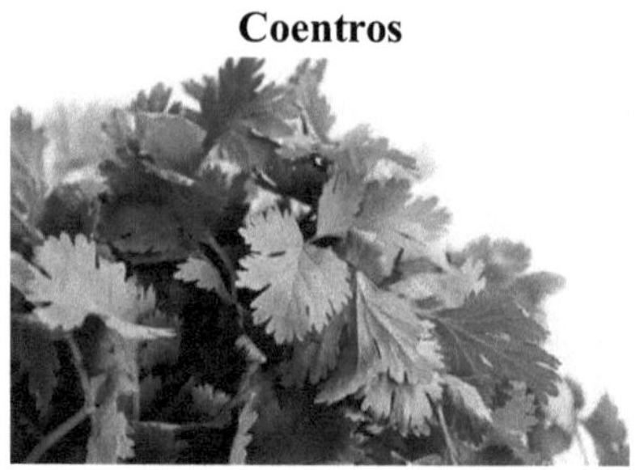

FIGURA 8: CORIANDRO

Pensava-se que o Coriandrum sativum ajudava nos problemas digestivos, e todas as partes da planta eram utilizadas. Utilizados principalmente como chá, os coentros ajudavam nas dores de estômago e nos problemas urinários, como a cistite. Os seus frutos foram encontrados no túmulo do rei Tutankhamon e noutros túmulos egípcios antigos. A nível externo, os coentros eram utilizados para tratar úlceras e outras afecções cutâneas. O óleo derivado da planta era útil como antibacteriano. Num modelo animal, verificou-se que as sementes de coentros diminuíam os níveis de peroxidação lipídica e, em geral, a atividade das enzimas antioxidantes aumentava quando comparada com o controlo.[13]

Mel

No antigo Egipto, pensava-se que a abelha crescia das lágrimas do deus Sol, Rá, e aterrava nas areias do Egipto. O subproduto da abelha, o mel, era utilizado para tratar muitas infecções, e o Papiro de Ebers menciona o valor da adição de mel, vinho e leite à maioria dos produtos alimentares. A substância era adicionada a ligaduras e pensos devido às suas capacidades antimicrobianas. Um paciente específico que sofria de espondilite anquilosante ou artrite inflamatória da coluna vertebral e das articulações consumiu mel nos seus últimos dias como forma de medicação.

IV. Sumérios antigos

Estes povos antigos viviam na Mesopotâmia, situada na atual Síria, Iraque e Turquia, entre os rios Tigre e Eufrates. A maior parte do texto original deste período é apresentada sob a forma de tábuas cuneiformes, muitas das quais foram destruídas ou não estão bem preservadas. Como o governo durante este período assumiu a forma de uma cultura teocrática, os curandeiros e os sacerdotes assumiram o papel de curar as pessoas. As doenças eram vistas como enviadas pelos deuses e eram transportadas por demónios e outros espíritos malignos. No entanto, diferentes formas de terapias empíricas tinham como objetivo combater esses espíritos e ajudar a diminuir os sintomas do doente.

Acácia

É também conhecida como a árvore dos espinhos e produz goma-arábica e um polifenol conhecido como tanino. Estas substâncias são atualmente utilizadas em adesivos, produtos farmacêuticos e vários corantes e tintas. Estas plantas tendem a crescer em ambientes com pouca água, o que faz delas uma planta resistente no antigo Egipto. A resina da planta é mencionada no Papiro de Ebers como sendo utilizada em vários problemas oculares, bem como colocada nas feridas e aplicada em doenças de pele. Também era utilizada cirurgicamente para fixar ossos partidos. A árvore da acácia e a sua resina têm um grande potencial antioxidante. Verificou-se que a casca da árvore reduz o número de radicais superóxidos e reduz o peróxido de hidrogénio intracelular.

Mirra

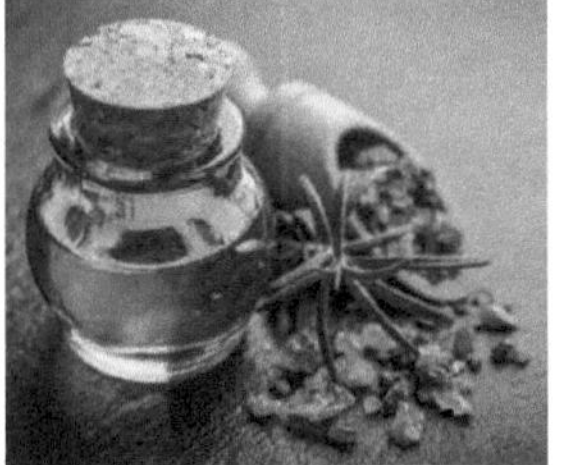

FIGURA 9: MYRRH

Trata-se de outra goma-resina obtida a partir de diferentes árvores espinhosas e floridas, todas relacionadas com as espécies do género Commiphora. As substâncias eram utilizadas principalmente nos tempos antigos como ingrediente medicinal e de embalsamamento. Na medicina moderna, a mirra pode ser utilizada como analgésico para dores de dentes e como anti-sético em pastas de dentes e elixires bucais, entre outros. Tem várias propriedades antioxidantes, e os compostos conhecidos como sesquiterpenos demonstraram inibir o crescimento de tumores (Brower 2005).

Tomilho

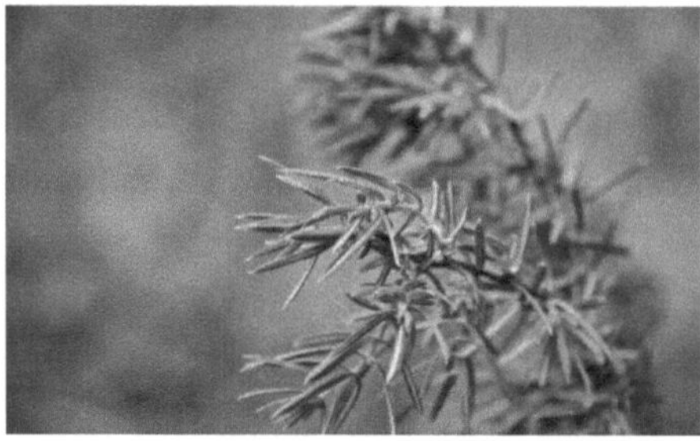

FIGURA 10: TEMA

O tomilho é uma erva comum utilizada atualmente em muitos pratos diferentes. Esta planta era utilizada principalmente para embalsamar pelos antigos egípcios. Medicinalmente, o seu óleo pode ser extraído e é utilizado como antissético, podendo ser encontrado atualmente em muitos tipos de elixires bucais. O óleo de tomilho era colocado em ligaduras para ajudar a curar feridas, e o nutracêutico ativo, timol, pode ser eficaz contra diferentes tipos de fungos. A planta podia ser fervida e bebida como chá para tratar a bronquite e a tosse. O óleo de tomilho contém diferentes moléculas terpenóides, como o mirceno, o linalol, o timol e o carvacrol. O timol é um antioxidante conhecido e tem sido amplamente estudado em diferentes sistemas de aplicação. Foram encontrados declínios significativos no cérebro de ratos envelhecidos no que diz respeito aos níveis de superóxido dismutase e glutationa peroxidase quando alimentados com óleo de timol.[13]

CAPÍTULO -3
ESTRUTURA E CLASSIFICAÇÃO DOS PRODUTOS NUTRACÊUTICOS

O termo "Nutracêuticos" é uma junção de "nutrição" e "farmacêutico". Este termo foi cunhado e descrito por Stephen DeFelice (fundador e presidente da Fundação para a Inovação em Medicina, localizada em Cranford, Nova Jersey) no ano de 1989, como "uma substância que é um alimento ou parte de um alimento e proporciona benefícios médicos e de saúde". O termo nutracêutico, tal como é habitualmente utilizado no mercado, não tem uma definição regulamentar. Devido ao risco de toxicidade ou de efeitos adversos dos medicamentos, os consumidores estão a voltar-se maciçamente para os suplementos alimentares para melhorar a saúde onde os produtos farmacêuticos falham. Isto resultou numa revolução nutracêutica a nível mundial.[4]

Um nutracêutico pode ser um alimento naturalmente rico em nutrientes, como a spirulina, o alho, a soja ou um componente específico de um alimento, como o óleo de ómega 3 do salmão. São também conhecidos como alimentos medicinais, suplementos nutricionais e suplementos dietéticos. Vão desde nutrientes isolados, suplementos alimentares, alimentos geneticamente modificados, produtos à base de plantas e produtos transformados, como cereais e sopas.[18] Têm sido objeto de um interesse considerável devido à sua presumível segurança e aos seus potenciais efeitos nutricionais e terapêuticos.

Existe uma outra categoria designada por alimentos medicinais, que são agentes terapêuticos destinados à gestão nutricional de uma doença. Um exemplo inclui preparações para a gestão de erros inatos do metabolismo dos aminoácidos.

Os nutracêuticos, por vezes designados por "alimentos funcionais", têm suscitado debate porque esbatem a linha tradicional entre o alimento e o medicamento. Os nutracêuticos diferem dos alimentos funcionais. Quando o alimento é preparado com recurso à inteligência científica, com ou sem conhecimento de como ou porquê está a ser utilizado, o alimento é designado por alimento funcional. Quando os alimentos funcionais ajudam na prevenção ou no tratamento de doenças ou perturbações, com exceção da anemia, são designados por nutracêuticos.

Suplemento dietético: O Dietary Supplement Health and Education Act definiu suplemento dietético utilizando vários critérios

1) É um produto (que não o tabaco) destinado a complementar a dieta que tem ou contém um ou mais dos seguintes ingredientes dietéticos: uma vitamina, um mineral, uma erva ou outro produto botânico, um aminoácido, uma substância dietética para utilização pelo homem para complementar a dieta através do aumento da ingestão diária total, ou um concentrado, metabolito, constituinte, extrato ou combinação destes ingredientes.

2) Destina-se a ser ingerido sob a forma de comprimido, cápsula, pastilha ou líquido

3) Não é apresentado para ser utilizado como um alimento convencional ou como o único elemento de uma refeição ou dieta

4) É rotulado como suplemento alimentar.

5) Inclui produtos como um novo medicamento aprovado, um antibiótico certificado ou um produto biológico licenciado que foi comercializado como suplemento dietético ou alimento antes da aprovação, certificação ou licença.[19]

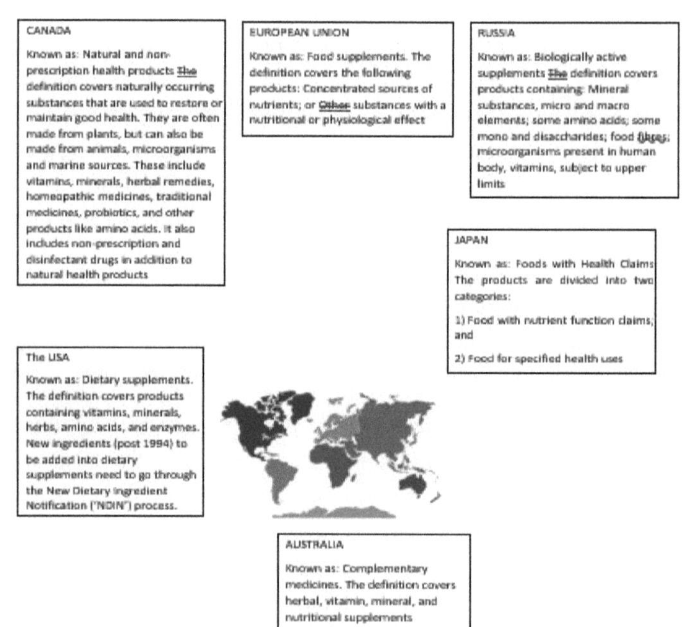

FIGURA 11: Diferentes países deram definições diferentes para os nutracêuticos.20

I. QUADRO 1: Com base na fonte alimentar [21]

COM BASE NA FONTE DE ALIMENTAÇÃO		
PLANTAS	ANIMAIS	MICROBIANOS
β-Glucano Ácido ascórbico Quercetina Luleolina Celulose Luteína Ácido gálico Álcool perílico	Ácido Linoleico Conjugado (CLA) Ácido eicosapentaenóico (EPA) Ácido docosahexenóico (DHA) Espingolípidos Colina Lecitina Selénio Zinco	Saccharomyces boulardii Bifidobacterium bífido B.infantis Lactobacillus acidófilo

II. QUADRO 2: Com base nos constituintes químicos [4]

Carotenóides	Licopeno, β-caroteno, α-caroteno, α-criptoxantina, zeaxantina
Fibras alimentares	Fibra solúvel, Fibra insolúvel
Polifenólicos compostos	Flavononas, Flavonas, Flavonóis, Antocianinas, Ácidos fenólicos, Resveratrol, Curcumina
Ácidos gordos	Ácidos gordos ómega 3, ácidos gordos monoinsaturados
Isotiocianatos	Sulporafano
Fenóis	Ácido cafeico, ácido ferúlico
PlantStanols/ Esteróis	Estanol/ésteres de esterol
Tocotrienol	
Saponinas	
Probióticos e Prebióticos	
Minerais	
Polióis, Sulfuretos de Álcool de Açúcar/Tióis Ditiotiões	
Gulcosinolatos	
Fitoestrogénios	Isoflavanes, Liganans
Alcalóides	Quinina, alcalóides do tropano, morfina, alcalóides do ergot Vincristina
Não carotenoide terpenóides	Perilil alcol, Saponinas, Terpenol, Terpeno limonóides
Antraquinonas	Hipericina, Capsaicina, Piperina
Terpenos	Mentol, Borneol, Santonina

<h3 align="center">III. QUADRO 3: Com base nas suas utilizações [22]</h3>

Nutracêuticos tradicionais
Nutracêuticos não tradicionais
Nutracêuticos fortificados
Nutracêuticos recombinantes
Nutracêuticos potenciais e estabelecidos
Fitoquímicos
Ervas
Alimentos funcionais
Suplementos alimentares e fibras alimentares
Probióticos e prebióticos

<h3 align="center">IV. QUADRO 4: Com base no seu mecanismo de ação [21]</h3>

Anticancerígeno	Gienstein, Capsaicina, Daidzcina, Curcumina, Luteína
Influência positiva no perfil lipídico do sangue:	MUFA, Quercctir, Resvcralrol, Taninos, Saponinas
Antioxidação:	Ácido ascórbico, beta-caroteno, tocoferóis, licopeno, ácido elágico, gingerol, catequinas, taninos
Anti-inflamatório	ácido linolénico, EPA, DHA, quercetina, curcumina
Osteogénico	ALC, proteína de soja, genesteína, diadzeína, cálcio

I. CAROTENÓIDES

"Carotenóides" é um termo genérico utilizado para designar a maioria dos pigmentos que se encontram naturalmente nos reinos animal e vegetal. Este grupo de pigmentos lipossolúveis inclui mais de 700 compostos responsáveis pelas cores vermelha, laranja e amarela. Devido às propriedades corantes dos carotenóides, estes são frequentemente utilizados nas indústrias alimentar, farmacêutica, cosmética e de rações para animais. Apesar da sua vasta utilização como corantes, são utilizados na fortificação de alimentos devido à sua possível atividade como provitamina A e às suas funções biológicas benéficas para a saúde, como o reforço do sistema imunitário, a redução do risco de doenças degenerativas, as propriedades antioxidantes e as actividades antiobesidade/hipolipidémicas **Licopeno**: O licopeno é o pigmento de cor vermelha que se encontra abundantemente em frutos e vegetais de cor vermelha, como o tomate, a papaia, a toranja rosa, a goiaba rosa e a melancia. Este pigmento de cor vermelha foi descoberto pela primeira vez no tomate por Millardet em 1876. O licopeno é um carotenoide acíclico insaturado com 11 ligações duplas lineares conjugadas e duas ligações duplas não conjugadas. Não é o precursor da vitamina A, uma vez que não possui o anel β-iónico terminal que se encontra na estrutura básica da vitamina A. O sistema alargado de ligações duplas conjugadas destes compostos é uma caraterística importante dos carotenóides responsável pelas suas cores atraentes, uma vez que forma o cromóforo que absorve a luz. Biologicamente, o licopeno tende a atuar como eliminador do oxigénio singlete e do radical peroxilo. Entre os carotenóides, o licopeno é o mais eficiente supressor do oxigénio singlete. A taxa de extinção física do licopeno foi duas vezes superior à do β-caroteno e 10 vezes superior à do α-tocoferol.

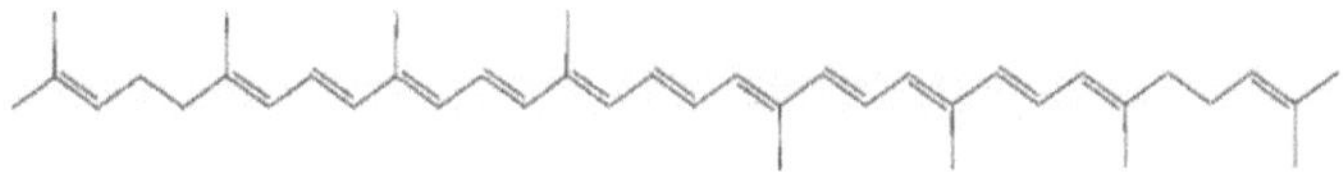

FIGURA 12: LICOPENO

Luteína e zeaxantina: L e Z são carotenóides dietéticos derivados de vegetais de folha verde escura, laranjas, frutas e vegetais amarelos que formam o pigmento macular dos olhos humanos. A Z domina a região central, enquanto a L é dominante na região periférica da retina. Pertencem à classe das xantofilas e ambas contêm grupos hidroxilo. Isto torna-os mais polares do que os carotenóides, como o beta-caroteno e o licopeno, que não contêm oxigénio. As suas propriedades antioxidantes devem-se à sua capacidade de extinguir o oxigénio singlete, de eliminar os radicais superóxido e hidroxilo, de proteger os fosfolípidos das membranas contra a peroxidação induzida pelos raios UV e de reduzir a formação de lipofuscina. Embora a luteína e a zeaxantina tenham fórmulas químicas idênticas e sejam isómeros, não são estereoisómeros. São ambos poli-isoprenóides com 40 átomos de carbono e estruturas cíclicas em cada extremidade das suas cadeias conjugadas. A principal diferença entre elas reside na localização de uma ligação dupla num dos anéis terminais, o que confere à luteína três centros quirais, em oposição aos dois da zeaxantina.[23]

II. FIBRAS ALIMENTARES:

O termo "fibra alimentar" (FD) foi apresentado pela primeira vez nos anos 50, aludindo a materiais divisores de células vegetais; mais tarde foi utilizado para descrever uma classe de polissacáridos de origem vegetal, que não podem ser processados e ingeridos no trato gastrointestinal. Em 2000, um comité da AACC foi encarregado de desenvolver uma definição de DF como "as partes comestíveis de plantas ou análogos de hidratos de carbono que são resistentes à digestão e absorção no intestino delgado humano com fermentação completa ou parcial no intestino grosso".

QUADRO 5: Classificação convencional das fibras alimentares em fibras solúveis e insolúveis:

	Componente químico da parede celular das plantas	Principais factores fisiológicos efeitos e mecanismos
SOLÚVEL	Polissacáridos não celulósicos ,	Retardar o esvaziamento gástrico,
FIBRA	oligossacáridos, pectinas, β-glucanos,	regular a glucose no sangue
	gomas	níveis, níveis séricos mais baixos
		Níveis de colesterol, devido
		principalmente aos seus efeitos de
		Aumento da viscosidade do
		conteúdo intestinal e cólon
		fermentação
INSOLÚVEL	Celulose, hemicelulose, lignina	Trânsito de Shortenbowel
FIBRA		tempo, melhorar a laxação
		Devido ao seu volume
		capacidade; apoiar a
		crescimento do intestino
		microflora (especialmente probiótica)
		espécies) devido à sua
		fermentação no grande
		intestino

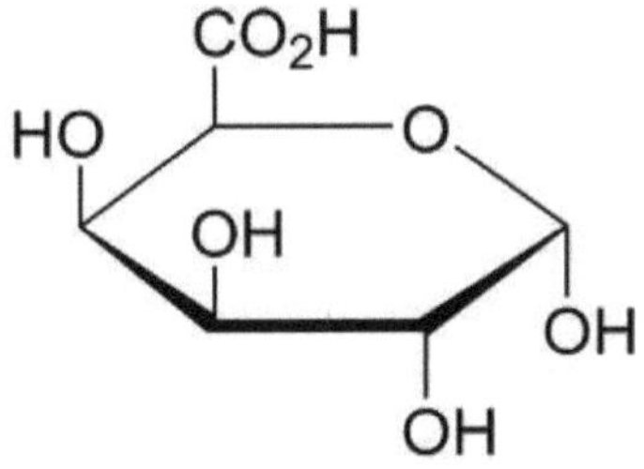

$$CO_2H$$

FIGURA 13: PECTINA

Os benefícios da FD para a saúde têm sido bem documentados na literatura ao longo das últimas duas décadas. Dietas deficientes em FD conduzem a uma série de doenças, tais como obstipação, hérnia do hiato, apendicite, diabetes, obesidade, doenças coronárias, cálculos biliares, etc. O consumo de quantidades adequadas de FD reduz o risco das doenças acima mencionadas. Especificamente, estudos demonstraram que os indivíduos com uma ingestão adequada (IA) de FD parecem ter um menor risco de desenvolver cancro colorrectal, doenças cardiovasculares e diabetes tipo 2. O aumento da ingestão de FD está também associado a uma pressão arterial mais baixa e a níveis mais baixos de colesterol sérico. Além disso, sugere-se que a ingestão adequada de fibras ajuda na perda de peso ou previne o aumento de peso, principalmente através da regulação da saciedade ou da plenitude.[24]

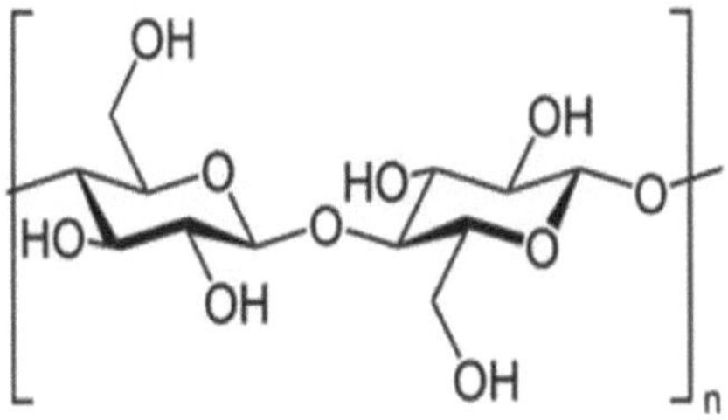

FIGURA 14: CELULOSE

III. COMPOSTOS POLIFENÓLICOS

Os compostos polifenólicos encontram-se normalmente em todo o tipo de plantas alimentares e constituem uma parte significativa da rotina alimentar humana. De um modo geral, os polifenóis eram vistos à margem dos seus impactos desfavoráveis no bem-estar humano devido à sua capacidade de se ligarem e insolubilizarem diferentes suplementos, por exemplo, minerais (particularmente o ferro heme), proteínas e amidos. No entanto, as tendências recentes da investigação identificaram certos polifenóis alimentares como potenciais agentes promotores da saúde devido à sua capacidade de atuar como antioxidantes e eliminadores de radicais livres.[25]

Os compostos fenólicos são também considerados metabolitos secundários. A base para esta família muito diversificada de moléculas é uma estrutura de fenol, que é um grupo hidroxilo num anel aromático. A partir desta estrutura, formam-se moléculas maiores e interessantes, como as antocianinas, as cumarinas, os flavonóides fenilpropamidas, os taninos e a lenhina.[26]

Flavonóides: Os flavonóides são uma das maiores classes de compostos fenólicos das plantas. A estrutura básica de carbono dos flavonóides contém 15 carbonos e é dotada de 2 anéis aromáticos ligados por uma ponte de 3 carbonos. Os anéis são designados por A e B. O anel A é derivado do ácido acético (acetil CoA) e da via do ácido malónico. Entretanto, o anel B e a ponte de 3 carbonos são derivados da via do ácido chiquímico.

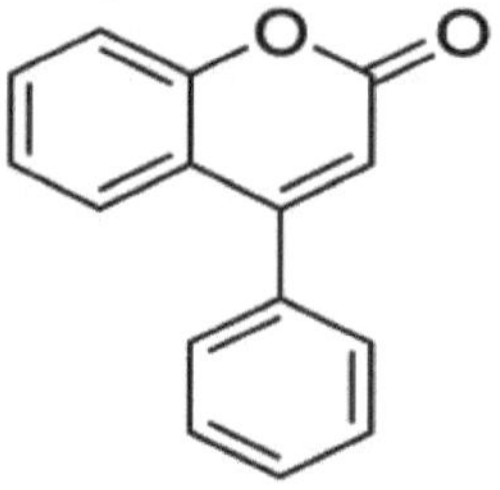

FIGURA 15: FLAVONÓIDES

Antocianinas e antocianidinas: São produzidas por plantas e funcionam principalmente como pigmentos corantes. Basicamente, as antocianinas são antocianidinas com porções de açúcar ligadas na posição 3 da ponte de 3 carbonos entre os anéis A e B. São responsáveis pela coloração vermelha, rosa, azul e violeta de muitos frutos e vegetais, incluindo mirtilos, maçãs, couve roxa, cerejas, uvas, laranjas, pêssegos, ameixas, rabanetes, framboesas e morangos. Apenas cerca de 16 antocianidinas foram identificadas nas plantas e incluem a pelargonidina, a cianidina, a delfinidina, a peonidina, a malvidina e a petunidina.[27]

IV. ÁCIDOS GORDOS

Atualmente, existem vários ácidos gordos e/ou seus derivados que têm despertado o interesse dos investigadores pelo seu potencial funcional. O precursor do CLA, o ácido linoleico, e o ω-3 PUFA são produzidos maioritariamente em plantas. Em processos muito semelhantes aos encontrados nos seres humanos, as plantas constroem ácidos gordos utilizando unidades de dois carbonos derivadas do acetil CoA.

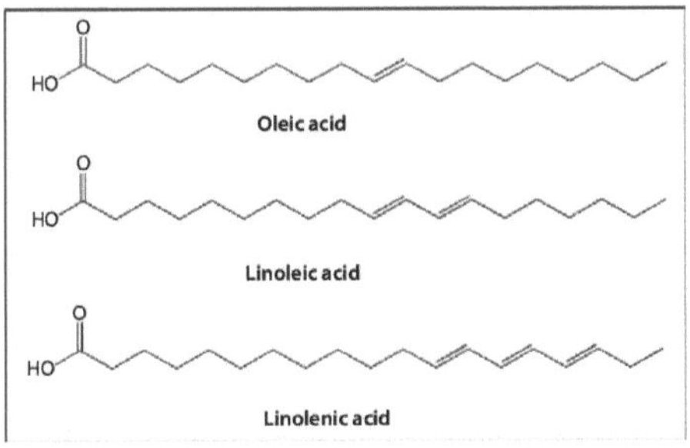

FIGURA 16: ESTRUTURA DE DIFERENTES ÁCIDOS GORDOS

Nos seres humanos e noutros animais, as reacções envolvidas na síntese de ácidos gordos ocorrem no citosol, enquanto nas plantas ocorrem nos plastídeos. Alguns dos principais ácidos gordos produzidos incluem o ácido palmítico, o ácido oleico, o ácido linoleico e o ácido linolénico. Parece haver até nove isómeros diferentes de ALC. No entanto, as formas primárias são principalmente 9-cis, 11-trans e 10-trans, 12-cis. O ALC encontra-se principalmente na gordura e no leite de animais ruminantes, o que indica que a carne de vaca, os lacticínios e o borrego são as principais fontes alimentares.[27]

V. ISOTIOCIANATOS:

Desde a antiguidade, muitas plantas têm demonstrado propriedades benéficas/terapêuticas marcantes para a saúde humana. A atividade antimicrobiana dos isotiocianatos (ITC) contra agentes patogénicos de origem vegetal e alimentar tem sido particularmente bem documentada, juntamente com as propriedades benéficas dos ITC para a saúde humana]. No reino vegetal, os ITC são produzidos através da hidrólise enzimática dos glucosinolatos (GL), uma classe de metabolitos secundários contendo enxofre que ocorre exclusivamente na ordem botânica Brassicales, pela enzima mirosinase. Na planta intacta, a mirosinase é armazenada separadamente dos GLs. Quando os tecidos da planta são danificados por alterações ou rupturas causadas por corte ou mastigação, a mirosinase entra em contacto com os GL e provoca a sua hidrólise e, consequentemente, a produção de ITC. Sabe-se que as ITCs exercem as suas propriedades benéficas para a saúde humana após o consumo regular na dieta das partes comestíveis dos vegetais Brassica ricos em GLs.

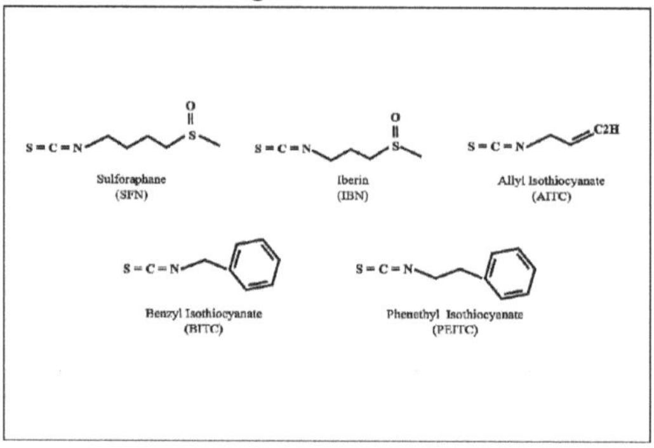

Sulforaphane (SFN)

Iberin (IBN)

Allyl Isothiocyanate (AITC)

Benzyl Isothiocyanate (BITC)

Phenethyl Isothiocyanate (PEITC)

FIGURA 17: ESTRUTURA DE DIFERENTES ISOTIOCIANATOS

Na natureza, os GLs coexistem normalmente com a enzima mirosinase, a única glucohidrolase conhecida capaz de quebrar a ligação C-S anomérica dos GLs. Esta coexistência, comummente conhecida como "sistema glucosinolato-mirosinase". Propriedades antimicrobianas das ITC contra agentes patogénicos humanos, especialmente contra bactérias com fenótipos de resistência a múltiplos medicamentos, para as quais a descoberta de uma nova solução terapêutica é mais premente.[28]

VI. ESTERÓIS DE PLANTAS

Os fitoesteróis (esteróis vegetais) são membros da família de produtos naturais "triterpenos", que inclui mais de 100 fitoesteróis diferentes e mais de 4000 outros tipos de triterpenos. O colesterol é o esterol predominante nos animais. As membranas das plantas contêm pouco ou nenhum colesterol e, em vez disso, contêm vários tipos de fitoesteróis que são semelhantes em estrutura ao colesterol, mas incluem um grupo metilo ou etilo no C-24. Em geral, pensa-se que os fitoesteróis também estabilizam as membranas das plantas, com um aumento da relação esterol/fosfolípido que leva à rigidez da membrana. Todos os triterpenos são sintetizados através de uma via que começa com a redução da HMG-CoA (seis carbonos) a mevalonato (cinco carbonos). Seis unidades de mevalonato são então reunidas em duas moléculas de farnesil difosfato, que são combinadas para formar esqualeno (30 carbonos ou "três terpenos"). As etapas enzimáticas de fecho do anel formam então o cicloartenol (também com 30 carbonos) e outras reacções enzimáticas formam triterpenos vegetais comuns, como os fitoesteróis, os álcoois triterpénicos e os brassinosteróides.

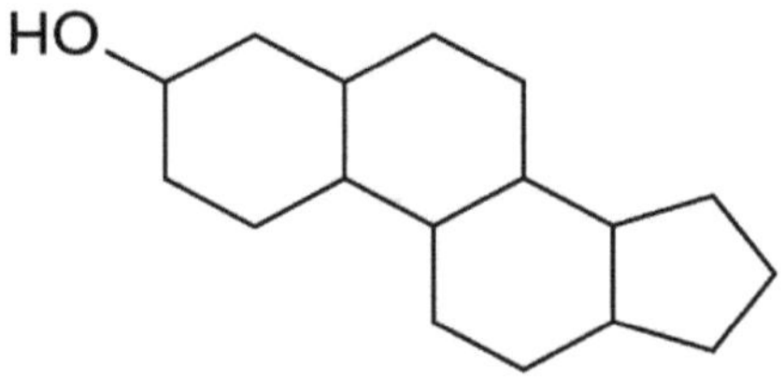

FIGURA 18: ESTRUTURA DO ESTEROL

Uma forma conveniente de descrever e catalogar os fitoesteróis é dividi-los em três grupos com base no número de grupos metilo no carbono 4, dois (4-dimetilo), um (4-monometilo) ou nenhum (4-desmetilo). O cicloartenol e o cicloartanol são exemplos de 4-dimetilesteróis, e o gramisterol é um exemplo de 4a-monometilesterol.[29] A utilização de dietas enriquecidas com esteróis ou estanóis vegetais celebrou o seu renascimento no início dos anos 90, quando as indústrias alimentares se concentraram no desenvolvimento de alimentos funcionais baseados em novos conhecimentos que demonstravam que as propriedades físicas e o manuseamento dos esteróis e estanóis vegetais podiam ser melhorados através da esterificação com ácidos gordos.[30] Os primeiros produtos enriquecidos com fitoesteróis continham fitoesteróis livres e eram necessárias doses relativamente elevadas para reduzir significativamente o colesterol sérico.[29]

VII. TOCOTRIENOLS

Os tocotrienóis, membros da família da vitamina E, são compostos naturais que se encontram em vários óleos vegetais, no gérmen de trigo, na cevada e em certos tipos de frutos secos e cereais. Os óleos vegetais são as melhores fontes destas formas de vitamina E, nomeadamente o óleo de palma e o óleo de farelo de arroz, que contêm quantidades mais elevadas de tocotrienóis. Outras fontes de tocotrienóis incluem óleo de grainha de uva, aveia, avelãs, milho, azeite, bagas de espinheiro, centeio, óleo de linhaça, óleo de papoila e óleo de girassol. Os tocotrienóis são de quatro tipos, nomeadamente alfa (α), beta (β), gama (γ) e delta (δ). Ao contrário dos tocoferóis, os tocotrienóis são insaturados e possuem uma cadeia lateral isoprenóide. A vitamina E não é um composto único, mas sim pelo menos oito "vitamers", denominados tococromanóis e que podem ser "tocoferóis" ou "tocotrienóis". A vitamina E é um termo coletivo para os compostos 6-hidroxicromanos solúveis em gordura que têm atividade biológica.

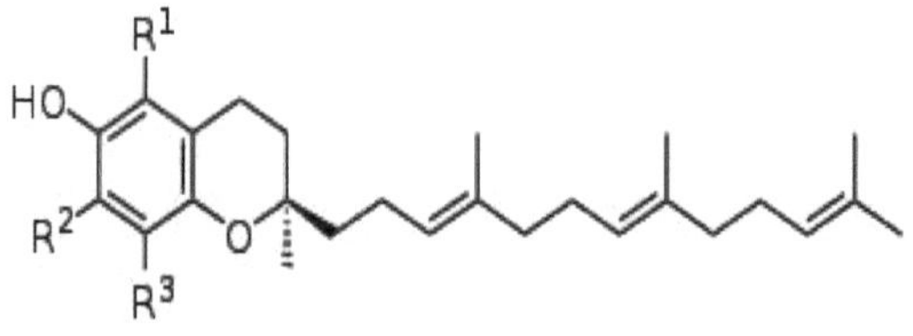

FIGURA 19: ESTRUTURA DO TOCOTRIENOL

O tocole [2-metil-2-(4,8,12-trimetiltridecil)-croman-6-ol] é geralmente designado por ambos os compostos-mãe dos tocoferóis e dos tocotrienóis. Os tocoferóis são caracterizados pela estrutura do anel 6-cromanol metilado em graus variáveis nas posições 5, 7 e 8. Na posição 2, existe uma cadeia lateral saturada C16. Os tocotrienóis são insaturados nas posições 3, 7 e 11 da cadeia lateral. Todos os tococromanóis são antioxidantes potentes com actividades de eliminação do radical lipoperoxil. Além disso, os novos dados sugerem que alguns metabolitos da vitamina E de cadeia longa têm efeitos anti-inflamatórios ainda mais fortes do que os seus precursores vitamínicos. Estes metabolitos podem ser novos agentes anti-inflamatórios e podem contribuir para os efeitos benéficos das formas de vitamina E in vivo.[31]

VIII. SAPONINAS

As saponinas são metabolitos secundários de natureza glicosídica amplamente distribuídos em plantas superiores, mas também encontrados em algumas fontes animais, como por exemplo invertebrados marinhos. Apesar da sua grande diversidade estrutural, estes compostos partilham algumas propriedades biológicas únicas, como a capacidade de lisar eritrócitos ou de formar espuma. Esta última contribuiu para a designação deste grupo como "saponinas", que deriva do latim sapo, que significa sabão. A hemólise dos glóbulos vermelhos parece resultar da capacidade das saponinas para formar complexos com o colesterol da membrana celular, o que leva à formação de poros e à permeabilização das células, e também para causar alterações nas porções de hidratos de carbono com carga negativa na superfície celular. As saponinas exercem um vasto leque de actividades farmacológicas, incluindo expetorante, anti-inflamatória, vasoprotectora, hipocolesterolémica, imunomoduladora, hipoglicémica, moluscicida, antifúngica, antiparasitária e muitas outras Atividade de superfície responsável pelas propriedades espumantes, bem como algumas outras funções biológicas, incluindo a atividade hemolítica, são atribuídas às características estruturais das saponinas e à sua natureza anfifílica, que resulta da presença de uma parte hidrofílica de açúcar e de uma parte hidrofóbica de genina (denominada sapogenina). As saponinas podem possuir de uma a três cadeias de açúcar rectas ou ramificadas, mais frequentemente compostas por D-glucose, L-ramnose, D-galactose, ácido D-glucurónico, L-arabinose, D-xilose ou D-fucose. A cadeia de açúcar pode conter de um a vários resíduos de monossacarídeos, e é geralmente ligada em C-3.[32]

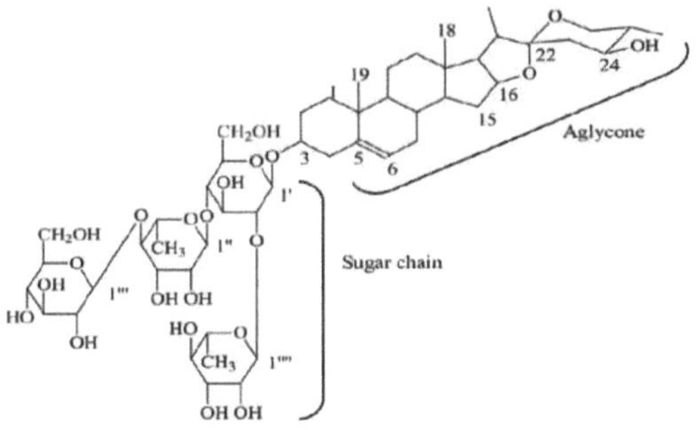

FIGURA 20: ESTRUTURA DAS SAPONINAS

IX. PREBIÓTICOS/PROBIÓTICOS

O termo Probióticos deriva de uma palavra grega que significa "para a vida" e é utilizado para definir organismos vivos não patogénicos e os seus efeitos benéficos derivados nos hospedeiros. O termo "probióticos" foi introduzido pela primeira vez por Vergin, depois redefinido por Lilly e Stillwell como "um produto produzido por um microrganismo que estimula o crescimento de outro microrganismo". Posteriormente, o termo foi ainda definido como "microrganismos não patogénicos que, quando ingeridos, exercem uma influência positiva na saúde ou na fisiologia do hospedeiro" por Fuller. A última definição apresentada conjuntamente pela FDA e pela OMS é "microrganismos vivos que, quando administrados em quantidades adequadas, conferem um benefício para a saúde do hospedeiro".

Os produtos **probióticos** podem conter uma única estirpe ou uma mistura de duas ou mais estirpes. Alguns dos microrganismos probióticos popularmente utilizados são Lactobacillus rhamnosus, Lactobacillus reuteri, bifidobactérias e certas estirpes de Lactobacillus casei, Lactobacillus acidophilus-group, Bacillus coagulans, Escherichia coli estirpe Nissle 1917, certos enterococos, especialmente Enterococcus faeciumSF68, e a levedura Saccharomyces boulardii.

Os prebióticos são, na sua maioria, fibras que são ingredientes alimentares não digeríveis e que afectam beneficamente a saúde do hospedeiro, estimulando seletivamente o crescimento e/ou a atividade de alguns géneros de microrganismos no cólon, geralmente lactobacilos e bifidobactérias. A AO/OMS define os prebióticos como um componente alimentar não viável que confere benefícios para a saúde do hospedeiro associados à modulação da microbiota. Os prebióticos formam um grupo de diversos ingredientes de hidratos de carbono que são mal compreendidos no que diz respeito à sua origem, perfis de fermentação e dosagens necessárias para os efeitos na saúde. Algumas das fontes de prebióticos incluem: leite materno, soja, fontes de insulina (como alcachofra de Jerusalém, raízes de chicória, etc.), aveia crua, trigo não refinado, cevada não refinada, yacon, hidratos de carbono não digeríveis e, em particular, oligossacáridos não digeríveis.

Um prebiótico ideal deve ser

1) Resistente às acções dos ácidos do estômago, dos sais biliares e de outras enzimas hidrolisantes do intestino

2) Não deve ser absorvido no trato gastrointestinal superior.

3) Ser facilmente fermentável pela microflora intestinal benéfica.[33]

X. ALCALÓIDES

Os alcalóides são os metabolitos secundários importantes que se sabe possuírem propriedades terapêuticas. Os alcalóides são um grupo de compostos químicos naturais que contêm sobretudo átomos de azoto básicos. Este grupo inclui também alguns compostos relacionados com propriedades neutras e mesmo fracamente ácidas. Os alcalóides são produzidos por uma grande variedade de organismos, incluindo bactérias, fungos, plantas e animais. Encontram-se entre as substâncias vegetais mais diversas, eficazes e com maior significado terapêutico. Atualmente, são conhecidos cerca de 5.500 alcalóides. O nome alcalóides deriva de "alcalino" e era utilizado para descrever qualquer base contendo azoto. São geralmente bases orgânicas e formam sais com ácidos e, quando solúveis, dão origem a soluções alcalinas.

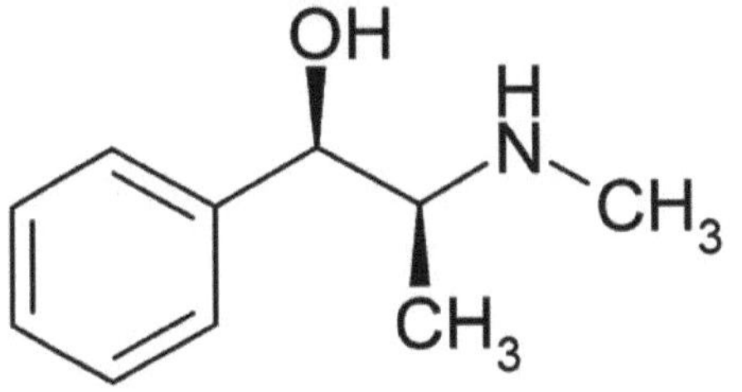

FIGURA 21: ESTRUTURA DO ALCALÓIDE

As principais fontes de alcalóides são as plantas com flores, ou seja, as angiospermas. Uma das classificações populares que divide toda a classe de compostos em três categorias.

Os verdadeiros alcalóides são os compostos que derivam de um aminoácido e de um anel heterocíclico com azoto, por exemplo, a atropina, a nicotina, etc.

Os proto-alcalóides são compostos que contêm um átomo de azoto derivado de um aminoácido que não faz parte do anel heterocíclico, por exemplo, adrenalina, efedrina, etc.

Os pseudo-alcalóides são compostos que não têm origem em aminoácidos, como a cafeína, a teobromina, etc.[34]

De acordo com a sua composição química, são classificados como [35]

I. Alcalóides de isoquinolina

II. Alcalóides do indole

III. Alcalóides de pirroloindole

IV. **Alcalóides de piperidina**

V.**Alcalóides da aporfina**

VI. **Alcalóides de piridina**

VII. **Derivados da metilxantina**

VIII.**Alcaloide da vinca:**

IX. **Alcaloide de licopódio**

X.**Indole β-carbolina**

XI. **Subprodutos da eritrina**

XI. ANTHRAQUINONES

As antraquinonas são uma classe de compostos aromáticos com um núcleo de 9,10-dioxoantraceno. Até à data, foram identificadas 79 antraquinonas de ocorrência natural, que incluem a emodina, o fiscion, a cascarina, a catenarina e a reína. As antraquinonas, também chamadas antracenedionas ou dioxoantracenos, são membros importantes da família das quinonas e constituem uma grande variedade estrutural de compostos do grupo dos policetídeos. As antraquinonas são estruturalmente construídas a partir de um anel de antraceno com um grupo ceto na posição 9, 10 como núcleo básico e diferentes grupos funcionais, tais como -OH, -CH3, -OCH3, -CH2OH, -CHO, -COOH, etc. podem substituir em várias posições. As antraquinonas e os seus derivados, produzidos como metabolitos secundários em plantas, líquenes, insectos e fungos filamentosos superiores, apresentam-se na forma livre ou como glicosídeos. Estes glicosídeos são formados quando uma ou mais moléculas de açúcar, principalmente glucose ou ramnose, estão ligadas à aglicona por uma ligação O-glicosídica a um grupo hidroxilo. Por vezes, podem também ser sintetizados outros complexos ligados por C- ou O- na cadeia lateral.

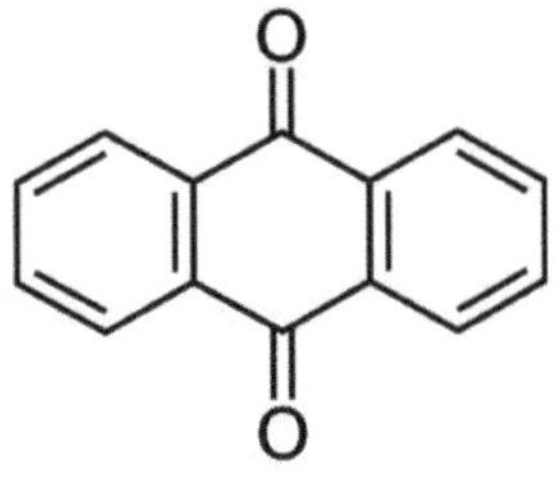

FIGURA 22: ESTRUTURA DA ANTROQUINONA

Vários derivados de antraquinonas encontrados em plantas superiores, especialmente em espécies de Rheum, Rumex, Rhamnus, Aloe e Cassia, são excelentes exemplos de estruturas derivadas de acetato formadas através da via (acetato-malonato)-poliquetídeo. Em contrapartida, nas plantas da família Rubiaceae (por exemplo, espécies de Morinda, Rubia e Galium), as antraquinonas naturais mais comuns, como a alizarina, são sintetizadas através da via do ácido corismato/O-succinilbenzóico.[36]

XII. TERPENAS

Os terpenóides constituem a maior classe de produtos naturais e muitos produtos interessantes são amplamente aplicados no sector industrial como aromas, fragrâncias, especiarias e são também utilizados em perfumaria e cosméticos. Muitos terpenóides têm actividades biológicas e são também utilizados para fins médicos. Os terpenos distinguem-se pela sua maior diversidade entre os produtos naturais, tendo sido identificados até à data cerca de 60 000 compostos, entre os quais monoterpenos, sesquiterpenos e diterpenos, que representam cerca de 400 famílias estruturais distintas. A síntese de monoterpenos é iniciada pela desfosforilação e ionização do difosfato de geranilo em carbocátion de geranilo e a síntese de sesquiterpenos começa com a ionização do difosfato de farnesilo em catião farnesilo, que também pode ser isomerizado em catião nerolidilo. Os diterpenos são sintetizados por diterpeno sintases em duas vias diferentes: através da ionização do difosfato, catalisada pela enzima de classe I e a outra via é através da protonação do substrato na ligação dupla 14, 15 do geranil geranil difosfato; a reação é catalisada por enzimas de classe II). Os triterpenóides não esteróides são produzidos pela conversão do esqualeno em oxidosqualeno e pela ciclização através da formação do catião dammarenilo; a reação é catalisada por oxidosqualeno ciclases). Muitos terpenóides possuem também propriedades farmacêuticas e estão atualmente a ser utilizados na prática clínica. Entre estes terpenóides, o taxol (diterpeno) de Taxus buccata e a artemisinina (lactona sesquiterpénica) de Artemisia annua são agentes antineoplásicos e antimaláricos bem conhecidos.[37]

CAPÍTULO-4
PAPEL DOS NUTRACÊUTICOS NA SAÚDE GERAL

Hipócrates (460-377 a.C.), o pai da medicina moderna, estabeleceu há quase 2500 anos a relação dos alimentos e a sua importância para o tratamento de várias doenças de uma forma muito clássica, optimizando vários benefícios. Existe uma vasta cornucópia de ervas e alimentos que estimulam, apoiam e nutrem o nosso sistema corporal. Alguns têm sido utilizados por diferentes sistemas tradicionais de vários países e estão agora a ser avaliados pela investigação moderna. Os alimentos e os nutrientes desempenham um papel vital no funcionamento normal do corpo. São úteis na manutenção da saúde do indivíduo e na redução do risco de várias doenças. Os nutracêuticos são alimentos medicinais que desempenham um papel na manutenção do bem-estar, na melhoria da saúde, na modulação da imunidade e, por conseguinte, na prevenção e no tratamento de doenças específicas. Foi cientificamente provado e apoiado por vários artigos de investigação que os nutracêuticos são eficazes para tratar e prevenir várias doenças.[38]

I. DOENÇAS CARDIOVASCULARES:

As doenças cardiovasculares (DCV) são comuns e, de facto, a maioria dos adultos com mais de sessenta anos de idade terá alguma manifestação de DCV. Os factores de risco para as DCV podem ser classificados como modificáveis e não modificáveis. Os factores de risco modificáveis incluem a obesidade, a hipertensão, a hiperlipidemia, a diabetes mellitus, a síndrome metabólica e os factores de risco relacionados com o estilo de vida, como uma alimentação pouco saudável, o tabagismo e a inatividade física. Os factores alimentares também contribuem de forma importante para o risco cardiovascular, quer diretamente, quer através dos seus efeitos noutros factores de risco, incluindo a hipertensão, a dislipidemia e a diabetes mellitus. A redução dos factores de risco na população, especialmente a redução da pressão arterial e a redução dos lípidos, pode ter um impacto importante na mortalidade por DCV. Foram demonstrados efeitos protectores contra a DCV em vários alimentos e suplementos alimentares, apresentando assim novas possibilidades de redução do risco de DCV a nível da população. Várias classes de nutracêuticos foram propostas como tendo potenciais benefícios no tratamento das DCV e as que apresentam as evidências mais fortes são resumidas de seguida.

33

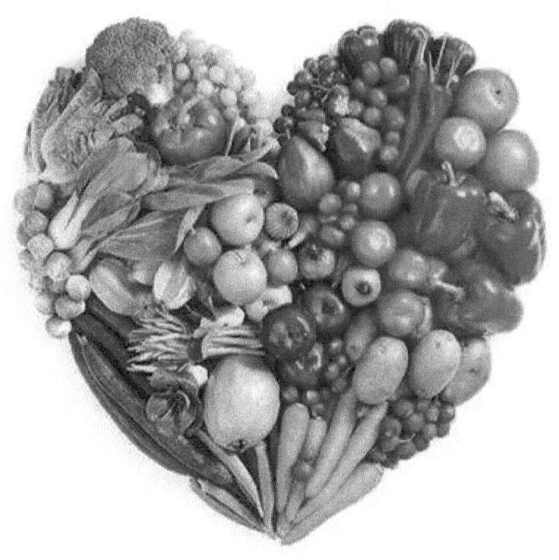

1. **Fitoquímicos**. Os alimentos vegetais contêm muitos compostos bioactivos conhecidos como "fitoquímicos". Alguns grupos de fitoquímicos que têm ou parecem ter um potencial significativo para a saúde são os carotenóides, os compostos fenólicos (flavonóides, fitoestrogénios, ácidos fenólicos), os fitoesteróis e os fitoestanóis, os tocotrienóis, os compostos organossulfurados e os hidratos de carbono não digeríveis (fibra alimentar e prebióticos). As isoflavonas encontram-se em elevada concentração na soja, nos produtos à base de soja (por exemplo, tofu) e no trevo vermelho. Os lignanos encontram-se principalmente nas sementes de linhaça.

2. **Compostos de polifenóis.** Estudos in vivo demonstraram que os polifenóis exercem efeitos antiateroscleróticos nas fases iniciais do desenvolvimento da aterosclerose (por exemplo, diminuem a oxidação do LDL); melhoram a função endotelial e aumentam a libertação de óxido nítrico (potente vasodilatador); modulam a inflamação e o metabolismo lipídico (ou seja, efeito hipolipidémico); melhoram o estado antioxidante; protegem contra episódios aterotrombóticos, incluindo isquemia do miocárdio e agregação plaquetária.

3. **Flavonóides.** No âmbito dos mecanismos de proteção cardiovascular dos flavonóides, foram propostos vários mecanismos para explicar as propriedades anti-inflamatórias dos flavonóides. Estes incluem a sua atividade antioxidante e as suas propriedades como a redução da produção de superóxido por metais; efeitos benéficos no perfil lipídico. Os alimentos ricos em flavonóides, incluindo

o chocolate ou o cacau, o vinho tinto ou a uva e o chá verde ou preto, podem ter alguns efeitos mensuráveis nos factores de risco de DCV, incluindo uma redução da pressão arterial e uma influência favorável na função endotelial. O sumo de romã reduziu significativamente a pressão arterial sistólica e diastólica.

4. **Esteróis e estanóis vegetais.** Os esteróis vegetais ou fitoesteróis são estruturalmente semelhantes e funcionalmente análogos ao esterol animal, o colesterol. As fontes dietéticas incluem óleos vegetais, frutos secos, sementes e cereais, mas as quantidades não são muitas vezes suficientemente grandes para terem efeitos significativos na redução do colesterol. Também têm sido incorporados em alimentos com maior teor de gordura, como as margarinas e os molhos para salada. O seu efeito é predominantemente a redução do colesterol LDL, com pouco ou nenhum efeito no colesterol das lipoproteínas de alta densidade (colesterol HDL) ou nos triglicéridos. O mecanismo pelo qual os esteróis/estanóis reduzem o colesterol LDL está associado a uma redução da absorção intestinal de colesterol, à regulação positiva dos receptores hepáticos de LDL (e consequente aumento da absorção hepática de colesterol) e à redução da produção de colesterol endógeno.

5. **Vitamina C:** As poderosas funções antioxidantes da vitamina C servem para reduzir as concentrações de espécies reactivas de oxigénio nos tecidos, o que, no estado aterosclerótico, ajuda a prevenir a disfunção endotelial, inibe a proliferação do músculo liso vascular e reduz o colesterol LDL oxidado. Apesar do seu papel como antioxidante, a vitamina C foi identificada como um pró-oxidante em condições de elevado stress oxidativo. A maioria dos ensaios clínicos incorporou a vitamina C numa mistura que incluía vitamina E e β-caroteno, com resultados largamente nulos em relação à DCV. Os nutrientes e os compostos bioactivos presentes nos alimentos actuam de forma sinérgica ou antagónica na complexa matriz alimentar, de modo a produzir os efeitos de saúde estabelecidos para os alimentos.

6. **Carotenóides:** As actividades dos carotenóides têm sido atribuídas a uma propriedade antioxidante, especificamente à capacidade de extinguir o oxigénio singlete e interagir com os radicais livres. Os carotenóides, particularmente o licopeno e o beta-caroteno, são outros antioxidantes dietéticos que funcionam para reduzir o stress oxidativo in vivo e os marcadores sanguíneos de inflamação. As provas do papel dos carotenóides nas doenças cardiovasculares surgiram pela primeira vez a partir de estudos que demonstraram que um maior consumo de fruta e legumes estava associado a um menor risco de doenças cardiovasculares.

7. **Vitamina E**. Para além do seu papel como eliminador de radicais livres, a vitamina E é um potente agente anti-inflamatório, especialmente em doses elevadas. A evidência crescente apoia a forte associação inversa entre a vitamina E plasmática e a DCV.

8. **Dieta DASH:** O estudo Dietary Approaches to Stop Hypertension (DASH) revelou que uma dieta rica em peixe, fruta, legumes, cereais integrais e frutos secos e com baixo teor de gordura nos produtos lácteos reduziu significativamente a pressão arterial sistólica em doentes com hipertensão sistólica isolada. Este padrão alimentar também limita a gordura saturada, a carne vermelha, os doces e as bebidas açucaradas. A perda de peso consistente induzida por uma dieta muito hipocalórica melhora o fluxo sanguíneo mediado pela vasodilatação, um efeito associado à diminuição dos níveis sanguíneos de glucose. O exercício físico regular, a diminuição da ingestão de sal (NaCl), a ingestão moderada de bebidas alcoólicas e o aumento do potássio dietético constituem estratégias baseadas em evidências para reduzir a pressão arterial através da dieta DASH.

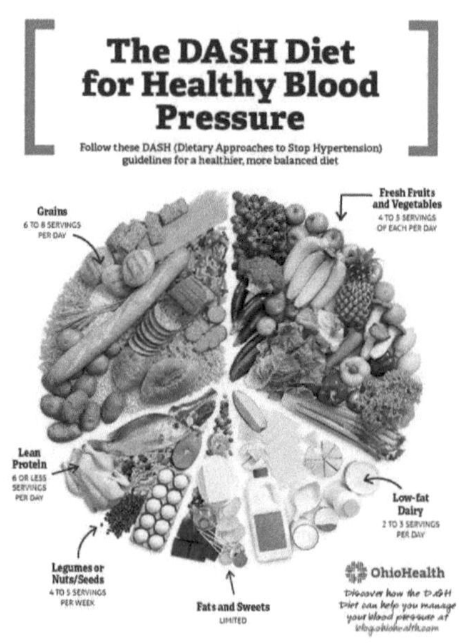

FIGURA 23: APRESENTAÇÃO DO PAINEL DE CONTROLO

9. **Dieta vegetariana.** Uma dieta vegetariana, desprovida de carne e peixe, e rica em frutas, legumes e frutos secos, fontes ricas de nutrientes antioxidantes e polifenóis, contribui para o potencial anti-inflamatório destas dietas. Grande parte deste benefício está provavelmente relacionado com o baixo peso corporal, a baixa pressão sanguínea e as baixas concentrações de colesterol no sangue geralmente observadas nos vegetarianos devido à sua menor ingestão de gorduras saturadas, colesterol e calorias.[39]

II. PERTURBAÇÕES GASTROINTESTINAIS

No estômago há uma produção maciça de espécies reactivas de oxigénio (ROS), sendo a sua concentração 1000 vezes superior à de outros tecidos ou do plasma. A produção de ERO contribui para a lesão exógena da mucosa gástrica, incluindo os danos provocados pelo etanol ou pelos medicamentos anti-inflamatórios não esteróides (AINE). Além disso, os ERO desempenham um papel importante no processo de várias etapas que conduz ao desenvolvimento do cancro gástrico.[40] Alguns dos ingredientes nutracêuticos comummente estudados são:

1. **Curcumina**: A curcumina, sendo um polifenol, tem propriedades anticancerígenas que são atribuídas principalmente ao seu potencial de eliminação de radicais livres de oxigénio e azoto. Este facto é considerado responsável pela sua atividade anti-danos no ADN. Suprime a produção de citocinas e a ativação do NF-κB e inibe as vias da óxido nítrico sintase induzível (iNOS) envolvidas no cancro gastrointestinal.[41] Sabe-se também que inibe o crescimento da H. pylori através da inibição da via do chiquimato, necessária para a síntese de aminoácidos aromáticos nas bactérias. Sabe-se também que melhora a morfologia do cólon contrariando a geração de ROS nocivos produzidos pelas células inflamadas do cólon.

2. **Flavonóides**: O efeito gastroprotector dos flavonóides pode também ser atribuído à sua eficácia no aumento das PG endógenas, à redução da secreção de histamina, à eliminação dos radicais livres derivados do oxigénio e até à estimulação do muco gástrico. Estas propriedades podem ser responsáveis pela restauração da integridade da mucosa gástrica através de um equilíbrio dinâmico e da homeostase entre a renovação das células epiteliais e a apoptose celular.

Solon (extrato de soforadina), extrato de semente de amaranto, extrato de semente de toranja (GSE) e capsaicina (extrato de pimenta), quercetina (presente numa variedade de vegetais, frutos e bebidas como o chá e os vinhos tintos) são conhecidos por protegerem contra a gastrite.

3. **Probióticos:** Os efeitos benéficos mais importantes e documentados dos probióticos incluem a prevenção da diarreia, obstipação, alterações na conjugação de sais biliares, aumento da atividade antibacteriana e anti-inflamatória. A capacidade de várias estirpes de Lactobacilos e de alguns flavonóides para atenuar o crescimento de H. pylori in vitro e a inibição da adesão da H. pylori à mucosa gástrica pelos probióticos sugerem um possível papel terapêutico para estes compostos. Tem mostrado resultados promissores no tratamento da diarreia infantil aguda, diarreia associada a antibióticos, diarreia do viajante, SII, colite ulcerosa, pouchite, doença de Crohn.[42]

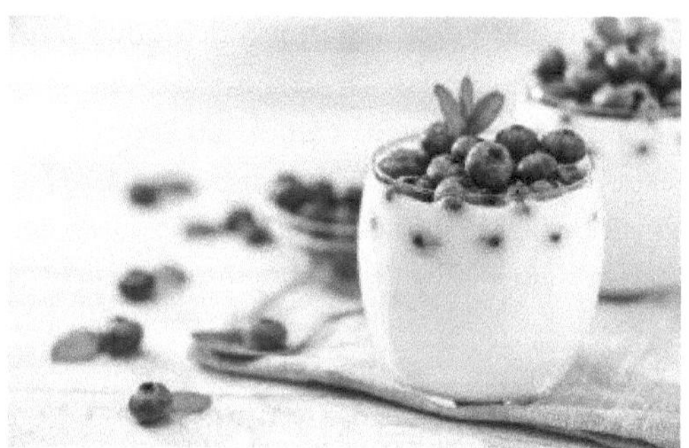

FIGURA 24: ALIMENTOS QUE CONTÊM PROBIÓTICOS

4. **Aloé Vera:** O gel de Aloé vera, um extrato de Aloé barbadensis, é habitualmente utilizado no tratamento da DII.

5. **Ácidos gordos ómega 3**: Foi proposto que a suplementação com ácidos gordos ómega 3 pode ser benéfica no tratamento ou na prevenção de recaídas de doenças inflamatórias crónicas.

6. **Fibra alimentar**: O consumo de fibras alimentares insolúveis está bem estabelecido pelo seu papel no aumento do volume fecal e na diminuição do tempo de trânsito, ajudando assim na prevenção e no tratamento da obstipação. As fibras presentes em dietas mistas, leguminosas e produtos de cereais integrais são promotores particularmente eficazes de uma laxação normal, tal como os farelos de cereais, a casca de sementes de psílio e a metilcelulose sob a forma de suplementos. Foi demonstrado que a fibra alimentar é benéfica para a saúde humana através dos seus efeitos fisiológicos no intestino, incluindo a sua ação como prebiótico para enriquecer seletivamente as bactérias intestinais benéficas[43] .

III. PERTURBAÇÕES NEUROLÓGICAS:

A neurodegeneração é uma deterioração progressiva das estruturas e funções neuronais, associada à idade, que acaba por conduzir à incapacidade cognitiva e à demência.[44] As doenças neurodegenerativas (DN) mais prevalentes associadas à demência incluem a doença de Alzheimer (DA), a doença de Parkinson (DP), o traumatismo crânio-encefálico (TCE), a encefalopatia traumática crónica (ETC), o acidente vascular cerebral (AVC) e a epilepsia. Estas condições neurodegenerativas partilham muitas semelhanças estruturais e mecanicistas a nível molecular, celular e funcional. O potencial neuroprotector de nutracêuticos seleccionados, em virtude da sua pleiotropia, na melhoria das doenças neurodegenerativas e da demência nas doenças neurodegenerativas mais prevalentes, tais como a doença de Alzheimer (DA), a doença de Parkinson (DP), o traumatismo cranioencefálico (TCE), o acidente vascular cerebral (AVC) e a epilepsia.[45]

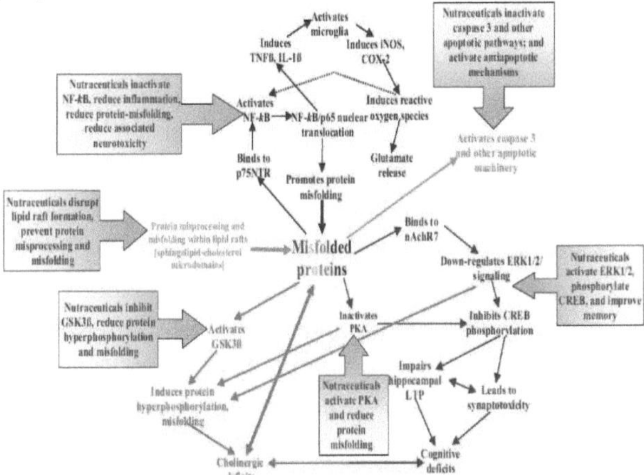

FIGURA 25: MECANISMO DE ACÇÃO DOS NUTRACÊUTICOS NA MELHORIA DA NEURODEGENERAÇÃO

1. Alho (allium sativum): O alho contém diferentes fitoquímicos, incluindo compostos de enxofre orgânico, metais vestigiais, vitaminas do complexo B, inibidores da redutase da 3-hidro-3-metil-glutaril-CoA (HMG-CoA), inibidores da fosfodiesterase, potenciadores colinérgicos e flavonóides polifenólicos. Tem efeitos neuroprotectores e de melhoria da memória. Dada a prevalência de danos oxidativos crónicos, inflamação, apoptose e hipercolesterolemia no envelhecimento e a sua exacerbação durante a neurodegenerescência associada à idade, a multiplicidade do alho com os seus efeitos redutores de amilóides, antioxidantes, anti-inflamatórios, anticolesterol, antiapoptóticos, colinérgicos e cognitivos pode combater com segurança os efeitos neurodegenerativos dependentes da idade.[46]

2. Curcumina (curcuma longa l): A curcumina tem uma forte afinidade para as proteínas amilóides fibrilares, sendo já utilizada para corar secções de tecido in vitro de indivíduos afectados. A agregação Aβ é uma caraterística da DA e a curcumina demonstrou ser capaz de inibir a formação das fibrilhas Aβ in vitro.

3. Ashwagandha (withania somnifera): Withania somnifera (WS), uma planta pertencente à família Solanaceae, também conhecida como Ginseng Indiano ou Ashwagandha, tem sido tradicionalmente usada para tratar simultaneamente várias condições de saúde, incluindo stress mental, ansiedade, depressão e perda de memória. O termo "somnifera" em latim significa "indutor do sono", e os principais constituintes da WS são alcalóides e lactonas esteróides. Os constituintes da Ashwagandha proporcionam uma série de efeitos saudáveis, como um estado de saúde física e mental jovem e um aumento da felicidade. É consumido por pessoas de meia-idade e idosas para aumentar a longevidade. No nível molecular, a raiz de Ashwagandha pode produzir efeitos benéficos na DA inibindo a ativação de NF-^{k}B, bloqueando a produção de β-amiloide (Aβ), reduzindo a morte celular apoptótica, restaurando a função sináptica e aumentando os efeitos antioxidantes através da migração de Nrf2 para o núcleo, onde aumenta a expressão de enzimas antioxidantes. Os efeitos benéficos podem dever-se às suas actividades de promoção da neurite, antioxidantes, anti-inflamatórias, antiapoptóticas e ansiolíticas, bem como à sua capacidade de melhorar a disfunção mitocondrial e restaurar os níveis de energia e aumentar os níveis de defesas antioxidantes, como o glutatião reduzido[46]

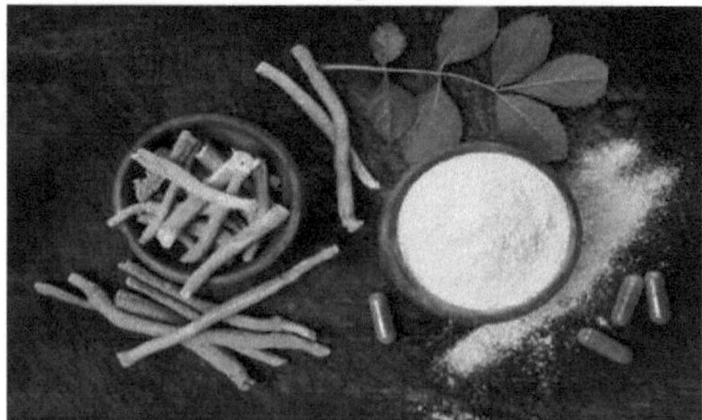

FIGURA 26: ASHWAGANDHA

4. **Brahmi (bacopa monnieri):** A Bacopa monnieri é conhecida pelas suas actividades revitalizantes e nootrópicas na medicina ayurvédica, uma vez que reforça a memória e o intelecto. Os bacósidos A e B (uma mistura de duas saponinas) podem ser responsáveis pelo seu efeito promotor da aprendizagem e da memória. O efeito neuroprotector do EBm também se deve à vasodilatação cerebral mediada pelo óxido nítrico. O EBm melhorou a pontuação total da memória e a melhoria máxima foi observada na memória lógica e na aprendizagem associada emparelhada em seres humanos. Num ensaio aleatório, em dupla ocultação e controlado por placebo, o extrato normalizado de bacopa (tratamento de 300 e 600 mg durante 12 semanas) melhorou a atenção, o processamento cognitivo e a memória de trabalho em voluntários idosos saudáveis, em parte através da supressão da atividade da AChE.[46]

5. **Bagas:** As bagas incluem o mirtilo, o morango, o arando, a groselha, as uvas, a melancia, etc., constituídas por flavonóides, antocianinas e taninos, que exercem efeitos antioxidantes quando consumidas. O potencial de melhoria da memória de vários

As bagas de morango foram avaliadas pela sua capacidade de prevenir disfunções motoras e cognitivas em modelos experimentais de perturbações neurológicas. Os extractos de morangos são moderadamente eficazes na inibição da COX-1 e são também inibidores mais potentes da COX-2. A inibição selectiva da COX-2 pode ser importante porque o processo inflamatório está envolvido na etiologia de uma vasta gama de doenças neurodegenerativas, incluindo a DA e a DP. Verifica-se uma melhoria da função dopaminérgica, do comportamento motor, da aprendizagem espacial e da memória. É necessário efetuar ensaios clínicos alargados para validar ainda mais os efeitos dos frutos silvestres e obter novos agentes terapêuticos para as doenças relacionadas com o cérebro.[47,48]

6. **Amêndoas (prunus dulcis/ amygdalus l.) e nozes (juglans regia l.):** Na Ayurveda, uma dieta que contenha uma abundância de frutos secos é considerada uma dieta "Saatvic" (uma dieta iogue que promove a vitalidade, a energia, o vigor e a saúde). Os frutos secos são altamente nutritivos, ricos em gorduras, proteínas, vitaminas, hidratos de carbono e contêm uma série de fitoquímicos, incluindo carotenóides, ácidos fenólicos, polifenóis, flavonóides, liganos, fitoesteróis, entre outros. Todos estes frutos secos são considerados "alimentos para o cérebro" que contribuem para o estado de alerta mental, a concentração, a memória e a capacidade de recordação quando são consumidos sozinhos, especialmente antes do sono noturno, o que pode melhorar a qualidade

do sono. Os óleos extraídos dos frutos secos acima referidos, isolados ou combinados com alimentos, são recomendados como estimulantes do cérebro e para a proteção do tecido cerebral. compostos não fenólicos de amêndoa, avelã e noz.[46]

1V. PELE

A pele é o maior órgão do corpo humano e está perpetuamente a envelhecer devido a factores internos e externos[49] . Os factores internos fazem parte do processo natural de envelhecimento das células, mas podem ser acelerados por factores externos como a radiação ultravioleta (UV), o tabaco, uma nutrição inadequada e desequilíbrios hormonais. Estes factores externos causam a produção de radicais livres e inflamação que fragmentam e degradam o colagénio e as fibras elásticas. Ao longo do tempo, estas influências internas e externas levam ao aumento da aspereza da pele, rugas, alterações da pigmentação, telangiectasias, perda de elasticidade e diminuição da firmeza, dando à pele um aspeto envelhecido.

1. Carotenóides: O beta-caroteno é um precursor da vitamina A. Protege as células contra danos ao inibir os radicais livres e a peroxidação lipídica induzida pelo oxigénio singlete. Tem também propriedades fotoprotectoras. O beta-caroteno é um precursor da vitamina A; assim, a DDR é determinada através do consumo de vitamina A. A DDR de vitamina A do Food and Nutrition Board of the Institute of Medicine é de 900 microgramas de equivalência de atividade de retinol (RAE) por dia para homens e 700 microgramas de RAE por dia para mulheres com idade igual ou superior a 19 anos. A luteína e a zeaxantina actuam como um agente de preenchimento para bloquear os comprimentos de onda azuis prejudiciais e como antioxidantes para prevenir os danos causados pelos radicais livres. Ambas protegem os queratinócitos do fotoenvelhecimento induzido pela radiação UV, impedem a degradação da MEC através da inibição das MMPs e diminuem a peroxidação lipídica na pele. O licopeno é considerado o melhor supressor de oxigénio singlete da família dos carotenóides. Estudos demonstraram que o consumo de pasta de tomate, que é rica em licopeno, reduz significativamente o eritema induzido pelos raios UV e diminui a atividade da MMP-1, uma enzima envolvida na degradação do colagénio.[50]

2. Ácidos gordos: Os ácidos gordos essenciais podem ser divididos em dois grupos, os ómega 3 e os ómega 6. Os três ácidos gordos essenciais ómega 3

mais comuns são o ácido alfa-linolénico (ALA), o ácido eicosapentaenóico (EPA) e o ácido docosahexaenóico (DHA). Os ácidos gordos polinsaturados, como o ALA, o EPA e o DHA, impedem a formação de citocinas pró-inflamatórias. Estudos relataram uma redução significativa da inflamação induzida pela radiação UV quando se tomam suplementos de ácidos gordos, atribuída à potencial diminuição dos níveis de prostaglandina-E2 durante a resposta inflamatória. Os ácidos gordos ómega 3, bem como os ácidos gordos ómega 6, encontram-se principalmente em óleos como o óleo de linhaça, óleo de canola, óleo de sementes de cânhamo e outros alimentos, incluindo peixes de água fria, como o salmão e a truta, frutos secos e sementes. A ingestão adequada de LA é de 17 g por dia para homens e 12 g por dia para mulheres com idades entre 19 e 50 anos, e 14 e 11 g por dia para homens e mulheres com 51 anos ou mais. A AI para ALA é de 1,6 g por dia para homens e
1,1 g por dia para mulheres com 19 anos ou mais. São necessários estudos adicionais para determinar a dose diária ideal de ácidos gordos essenciais para obter o máximo benefício para a pele.[51,52]

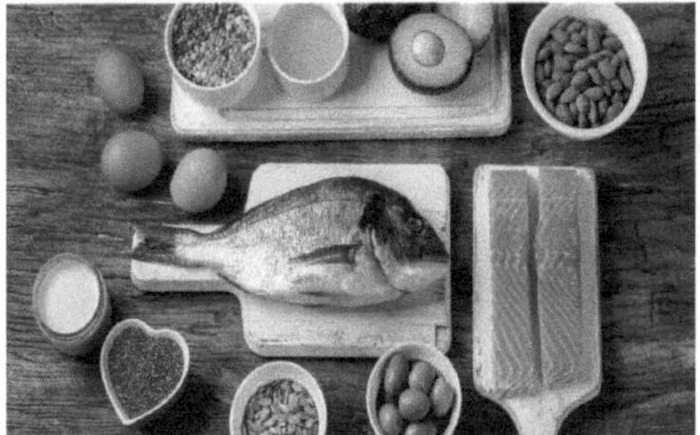

FIGURA 27: ALIMENTOS RICOS EM ÁCIDOS GORDOS

3. Curcumina: As propriedades anti-inflamatórias da curcumina são exibidas através da sua capacidade de suprimir citocinas pró-inflamatórias, incluindo quimiocinas, ciclo-oxigenase-2, prostaglandina E2, MMPs, como IL-6 e IL-12, e fator de necrose tumoral-alfa. Além disso, a curcumina actua como antioxidante, suprimindo a produção de ROS, eliminando os radicais livres de oxigénio e inibindo a peroxidação lipídica. Em 2017, Shailaja et al. estudaram as propriedades anti-inflamatórias da curcumina em ratos albinos como um potencial nutracêutico anti-envelhecimento. Em 2016, Pal et al. relataram dois estudos de suplementação oral segura de curcumina entre 2-8 g por kg diariamente.

4. Galato de epigalocatequina (egcg): Os polifenóis do chá inibem a peroxidação lipídica, limitam a quantidade de danos no ADN induzidos pela radiação UV e reduzem a quantidade de ROS e radicais livres produzidos na pele. Têm efeitos anti-inflamatórios através da supressão de indutores pró-inflamatórios como a ciclo-oxigenase 2, MMPs, fator de necrose tumoral alfa e IL-6, 8 e 12. Publicações da França e da Itália indicam um limite máximo proposto de aproximadamente 300 mg por dia de EGCG. Pal et al. relatam um estudo clínico de fase I em que o consumo diário de 200-1200 mg foi bem tolerado.

5. Vitamina C: A vitamina C é um poderoso antioxidante e eliminador de radicais livres que protege os nossos tecidos, as membranas celulares e o ADN dos danos oxidativos. Foi demonstrado que a vitamina C reduz os danos oxidativos induzidos pelos raios UVB e as neoplasias cutâneas induzidas pela radiação UV em ratos e protege os queratinócitos humanos da peroxidação lipídica induzida pelos raios UVA. As fontes alimentares que contêm as concentrações mais elevadas de vitamina C são os pimentos vermelhos e verdes crus, as laranjas, as toranjas, os kiwis, os brócolos, os morangos e as couves-de-bruxelas. A DDR de vitamina C do Conselho de Alimentação e Nutrição do Instituto de Medicina é de 90 mg por dia para homens e 75 mg por dia para mulheres com 19 anos ou mais.

6. Vitamina E: A forma mais abundante e biologicamente ativa da vitamina E, o alfa-tocoferol, é a principal forma utilizada no metabolismo humano. Protege a pele dos danos causados pelos raios UVB, travando a formação de ROS, eliminando os radicais livres, estabilizando a superfície e as membranas das células, reduzindo o número de células apoptóticas e minimizando a ativação do fator nuclear kappa B. As fontes orais naturais de vitamina E encontram-se em concentrações mais elevadas nas sementes de plantas, como as sementes de girassol, amendoins, amêndoas, nozes, nozes-pecã, pistácios e sementes de sésamo, e em menores quantidades nos frutos e legumes. A DDR de vitamina E do Conselho de Alimentação e Nutrição do Instituto de Medicina é de 15 mg por dia para homens e mulheres com idade igual ou superior a 19 anos.

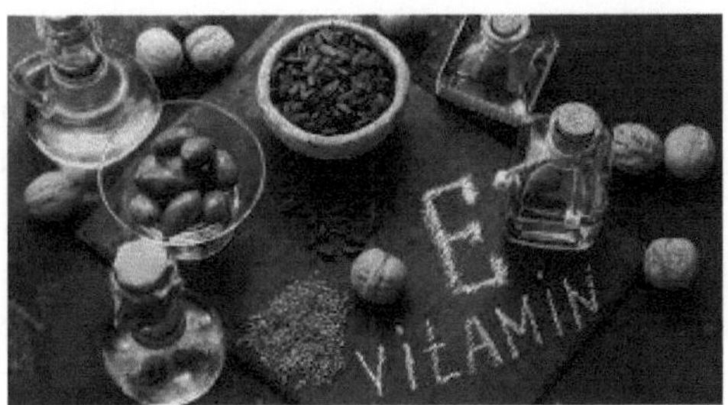

FIGURA 28: FONTES DE VITAMINA E

7. Zinco: O zinco é um mineral essencial encontrado naturalmente em cereais integrais, carne vermelha, marisco e fortificado em produtos como os cereais. O zinco é um cofator importante para a atividade e defesa celular. Protege contra a peroxidação lipídica, a citotoxicidade induzida pelos raios UV e o stress oxidativo induzido pelas ROS produzidas e distribuídas no citosol pelos macrófagos. A maior parte das reservas de zinco da pele encontra-se na epiderme. O zinco desempenha um papel importante na cicatrização de feridas e na sobrevivência das células dos queratinócitos. A DDR de zinco do Conselho de Alimentação e Nutrição do Instituto de Medicina é de 11 mg por dia para homens e 8 mg por dia para mulheres com idade igual ou superior a 19 anos.

Potencial futuro nutracêutico:

Foi demonstrado que **os esteróis de Aloé** estimulam a formação de colagénio de tipo I e de tipo III nos fibroblastos dérmicos humanos, levando a um aumento da produção de colagénio e a uma melhor elasticidade da pele. Também se verificou que diminuem a expressão de MMP-2 e MMP-9, protegendo o colagénio e a MEC da degradação, em ratos sem pelo irradiados com UVB.

Serenoa Repens: Serenoa repens, também conhecida como saw palmetto, é uma palmeira de baixo crescimento nativa do sudeste dos EUA e das Índias Ocidentais. As bagas da palmeira contêm ácidos gordos e fitoesteróis que têm atividade antiandrogénica através da inibição da 5-alfa-redutase. Nos últimos anos, a Serenoa repens tornou-se interessante para o potencial tratamento da alopecia androgenética (AGA).[53]

V.SISTEMA IMUNOLÓGICO

"Imunonutrição" é um termo que tem sido utilizado para descrever a "modulação das actividades do sistema imunitário e as consequências para o doente da ativação imunitária, através de nutrientes ou de alimentos específicos fornecidos em quantidades superiores às normalmente encontradas na dieta"[76]. Consistem num grupo de substâncias químicas bioactivas derivadas de alimentos, mas tomadas como suplementos em concentrações muito mais elevadas do que a dieta por si só poderia fornecer, é a base dos alimentos funcionais que afectam o sistema imunitário. Um nutriente imunitário é uma substância que proporciona efeitos salutares identificáveis sobre o sistema imunitário. Alguns nutrientes como a glutamina, a arginina, os ácidos gordos ómega 3, os nucleótidos e os probióticos demonstraram ter uma influência considerável na função imunitária (hipersensibilidade retardada). Por esta razão, são designados por "imunonutrientes" ou "reguladores da imunidade".[54]

Os alimentos funcionais que afectam o sistema imunitário podem ser divididos em três categorias principais:

1. Alimentos funcionais inerentes.

2. Alimentos fortificados ou modificados.

3. Alimentos que têm um efeito auxiliar no sistema imunitário.

QUADRO 6: Acções de reforço imunitário de alimentos funcionais "inerentes" seleccionados[54]

Maçãs	Rico em antioxidantes, quercetina e polifenóis
Beterraba	Rica em minerais, anticancerígena, anti-inflamatória, propriedades antioxidantes, imunitárias e desintoxicantes
Amoras	Rico em bioflavonóides e antocianinas que combatem os virus (tipos de antioxidantes)
Mirtilos	Rico em antioxidantes
Brócolos	Protege contra o cancro e é rico numa vasta gama de antioxidantes, vitaminas Cand E, folato, ferro e sulphaparazines
Cenouras	Alto teor de carotenos
Seco triturado côco	Excelente fonte de fibras, um fator de prevenção do cancro
Alho	Tal como a cebola, rica em compostos de enxofre que estimulam o sistema imunitário, aumentando a atividade das células natural killer e T-helper; o alho é um potente agente anti-inflamatório que bloqueia os carcinogéneos, aumenta a produção de enzimas anticancerígenas e inibe as células cancerígenas de difusão
Gengibre	A raiz de gengibre fresco actua como um anti-inflamatório ao inibir as enzimas COX-2, parte da via química que produz substâncias químicas inflamatórias
Ginseng	O ginseng reforça a função imunitária; alegadamente particularmente útil para constipações e gripes
Goiaba	Rico em vitamina C e β-caroteno, que combatem o cancro (contém quatro vezes mais vitamina C do que as laranjas)
Cogumelos	Reforçam o sistema imunitário, ajudam a combater os vírus e o cancro e podem mesmo ajudar a combater o VIH e a SIDA
Cebolas	Rica em quercetina (um tipo de antioxidante que inibe enzimas que desencadeiam a inflamação) e compostos de enxofre (utilizados para gerir o sistema imunitário do organismo)
Ananás	A bromelaína, presente no caule do ananás, diminui a inflamação e reforça o sistema imunitário; é um excelente fonte de vitamina C antioxidante
Própolis	Própolis (criada pelas abelhas quando as resinas das plantas são misturado com cera), estimula o sistema imunitário do organismo contra as constipações e outras infecções respiratórias
Amêndoas cruas	Uma das melhores fontes naturais de aminoácidos essenciais e de ácidos gordos essenciais, necessários para uma imunidade óptima
Uvas vermelhas	Contém um composto chamado resveratrol que tem efeitos anticancerígenos e é anti-inflamatório, a quercetina e outros antioxidantes

Pimentos vermelhos	Uma das melhores fontes de β-caroteno, e ricas em vitamina C (contêm o dobro da vitamina C das laranjas)
Morangos	Rico em vitamina C e na fibra solúvel pectina, que ajuda a eliminar as toxinas e o colesterol do organismo
Batatas doces	Rico em carotenóides e antioxidantes que aumentam a imunidade e minimizam a inflamação
Tomates	Contêm licopeno (o carotenoide do tomate que o torna vermelho), que reduz o risco de alguns cancros, incluindo próstata, pulmão e cólon
Cúrcuma	O principal componente do caril, a curcuma, contém curcumina, um composto que tem efeitos anti-inflamatórios como inibidor da COX-2

QUADRO 7: Componentes imuno-reforçadores de ingredientes alimentares funcionais modificados seleccionados[78]

Alanina	Estimulação da proliferação de linfócitos, aumento da produção de anticorpos
Antioxidantes	Vitaminas específicas, compostos vegetais e animais que ajudam a manter e a proteger a integridade do sistema imunitário
Arginina	Estimula a síntese da hormona de crescimento, melhora o número de células T auxiliares, estimula as moléculas de linfócitos e a produção de citocinas
β-Glucano	Um dos componentes mais eficazes para estimular a atividade do sistema imunitário, especialmente dos macrófagos, das células T e B e das células assassinas naturais
D-glucarato de cálcio	Desintoxicação natural dos agentes cancerígenos O colostro exerce efeitos imunoestimulantes nos mecanismos imunológicos não específicos
Colostro	Exerce efeitos imunoestimulantes sobre a mecanismos imunológicos
Glutamina	Nutriente para as células imunitárias, melhora a função de barreira intestinal, actua como precursor do glutatião
Isoflavonas-daidzeína, genisteína	Cérebro e função imunitária saudáveis
Omega-3 Polinsaturados ácido gordo	Actua como agentes anti-inflamatórios, inverte a imunossupressão
Omega-3	Encontrado em peixes oleosos (cavala, arenque, sardinha, atum, truta, salmão), óleo de linhaça, óleos de canola, soja e nozes, vegetais verde-escuros, salsa, algas marinhas, nozes, sementes (sementes de abóbora e sésamo, tahini), legumes (húmus) e
	cereais integrais; ácidos gordos polinsaturados ómega 3 prevenir o desenvolvimento de alguns tumores
Selénio	Um antioxidante que comprovadamente ajuda a prevenir cancro, aumentando as células assassinas
Vitaminas	As vitaminas A, B, C e E actuam como antioxidantes e ajudam na produção de células imunitárias e anticorpos

Os componentes auxiliares dos alimentos funcionais incluem Pré-e probióticos e Astaxantina.[54]

VI. SISTEMA RESPIRATÓRIO

As doenças respiratórias contam-se entre as principais causas de morbilidade e mortalidade, afectam pessoas de todas as idades e constituem um importante problema de saúde a nível mundial. Envolvem as vias respiratórias, como as passagens nasais, as vias aéreas grandes e pequenas (brônquios e bronquíolos) e os pulmões. A sua etiopatologia pode ser inflamatória, alérgica, infecciosa, neoplásica ou traumática. As doenças respiratórias, tanto agudas como crónicas, são uma das causas mais comuns de internamentos/visitas hospitalares em todo o mundo. Alimentos e nutrientes obtidos de diferentes fontes têm sido relatados no tratamento de doenças respiratórias. Estes são:

1. Fitoquímicos e extractos de plantas medicinais:

Adhatoda vasica: A vasicina, um alcaloide presente nas folhas, raízes, flores e casca desta planta, é responsável pela maior parte das suas actividades antioxidantes, anti-inflamatórias e broncodilatadoras. Esta planta tem sido utilizada em casos de tosse, constipações, asma, liquefação da expetoração, broncodilatador, catarro brônquico, bronquite e tuberculose.[55] **Curcuma longa**: A curcumina demonstrou ter efeitos antiasmáticos em estudos in vivo e in vitro. Teve efeitos preventivos e terapêuticos na asma que foram atribuídos à supressão da iNOS e à subsequente produção de NO, à inibição da síntese de citocinas inflamatórias e à desregulação do recrutamento de eosinófilos para as vias respiratórias.

Ocimum sanctum: vulgarmente conhecida como Tulsi, é uma erva anual e tem sido utilizada no sistema de medicina tradicional indiano. As folhas desta planta têm sido tradicionalmente utilizadas para a tosse, constipações, asma e bronquite. O efeito antiasmático foi atribuído aos óleos voláteis presentes no extrato.

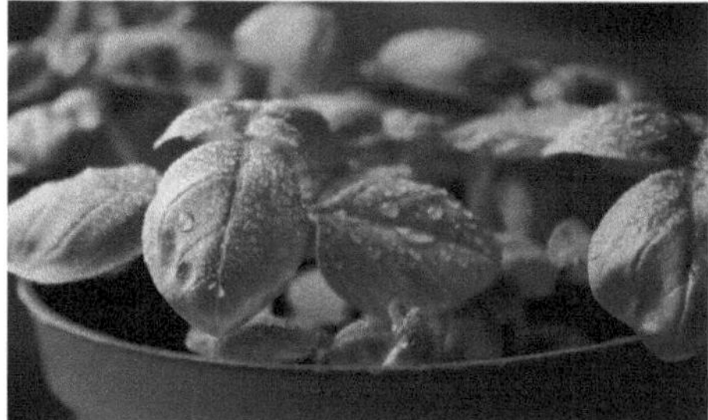

FIGURA 29: TULSI

Piper longum: A Piper longum tem sido referida como um bom remédio para tratar a tuberculose e as infecções do trato respiratório. A piperina é um dos principais alcalóides isolados dos frutos de P. longum e foi relatado que inibe a libertação de citocinas mediadas por Th-2, a infiltração de eosinófilos e a hiper-responsividade das vias aéreas num modelo de asma induzido por ovalbumina.

Zingiber officinale: É vulgarmente conhecido como gengibre. O rizoma da planta tem sido utilizado no tratamento de constipações, asma e bronquite. Os extractos etanólicos do rizoma de gengibre apresentaram atividade antibacteriana contra agentes patogénicos do trato respiratório. O gengibre fresco tem atividade antiviral contra a formação de placas induzida pelo vírus sincicial respiratório humano no epitélio das vias respiratórias.

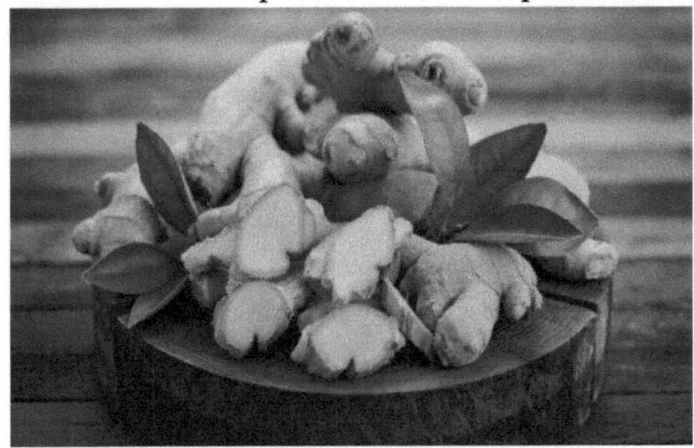

FIGURA 30: GENGIBRE

2. Flavonóides: A quercetina é um flavonoide alimentar importante, que se encontra em várias plantas, como cebolas, maçãs, chá, bagas e brócolos, com potencial antiasmático. Foi relatado que a quercetina tem atividade anti-histamínica, anti-inflamatória e estabilizadora da MC.

3. Alcalóides: A colchicina é um alcaloide obtido a partir da planta Colchicum autumnale e tem sido utilizada no tratamento da fibrose pulmonar e da asma brônquica. Uma fração alcaloide da planta Peganum harmala é uma erva medicinal tradicional eficaz para o tratamento da tosse e da asma, com potentes efeitos antitússicos, expectorantes e broncodilatadores.

4. Polifenóis: O resveratrol é um polifenol alimentar que se encontra na pele e nas sementes das uvas. O resveratrol demonstrou ter um potencial antiasmático, actua como agente mucolítico e inibe a produção excessiva de muco quando administrado a ratos que sofrem de doença alérgica das vias respiratórias

5. Vitaminas: A suplementação da dieta em vitamina A com licopeno, um caroteno encontrado no tomate e na cenoura, tem um efeito protetor contra o desenvolvimento da asma num modelo murino. Num estudo clínico, a suplementação com ácido ascórbico atenuou a broncoconstrição induzida pelo exercício em doentes asmáticos.

6. Ácidos gordos polinsaturados: os AGPI suprimem a ativação das células T e inibem a produção de citocinas pelos macrófagos. A suplementação com cápsulas de óleo de peixe contendo EPA e DHA mostrou efeitos protectores contra a broncoconstrição induzida pelo exercício na asma.[56]

VII. DOENÇAS HEPÁTICAS

A função hepática é essencial para a sobrevivência, e a insuficiência hepática ameaça a vida do indivíduo, nalguns casos necessitando de um transplante hepático que lhe salve a vida. Muitos compostos nutracêuticos têm sido promovidos para apoiar o fígado durante várias fases da saúde e da doença, e estes agentes são classificados em três categorias: agentes anti-hepatotóxicos; hepatotrópicos e hepatoprotectores. Apesar de centenas de compostos, incluindo ervas, extractos de plantas e suplementos dietéticos, terem sido alegadamente utilizados para ajudar a saúde hepática, muito poucos foram sujeitos a um escrutínio rigoroso para determinar a sua eficácia, mecanismo de ação e segurança.[57]

1. Antocianinas: Pigmentos flavonóides fenólicos que estão presentes em muitos frutos, flores e folhas, onde conferem colorações vermelhas, azuis e roxas, incluindo chokeberry, sabugueiro, mirtilos, framboesas e amoras. As antocianinas exercem efeitos hepatoprotectores e hepatotrópicos no fígado através das suas fortes propriedades antioxidantes, diminuindo as lesões provocadas tanto pelas ROS como pela peroxidação lipídica.

Podem desempenhar um papel na prevenção da doença hepática gorda não alcoólica através da promoção da lipólise, da inibição da lipogénese e da indução de enzimas antioxidantes.

2. Ashwagandha: Também conhecido como "ginseng indiano", contém vários alcalóides, lactonas esteroidais e saponinas, e demonstrou atividade hipolipidémica e antioxidante em alguns extractos aquosos.

3. Astaxantina: A astaxantina é um carotenoide xantofila presente numa variedade de microalgas e leveduras. A astaxantina impede a ativação das células estreladas hepáticas, que inibem a expressão do gene pró-fibrótico induzido pelo fator de crescimento transformador (TGF-β1) e inibem a fibrose hepática. A astaxantina também melhora o metabolismo da glicose, diminui a expressão das proteínas de stress do retículo endoplasmático hepatocelular e diminui a acumulação de lípidos hepatocelulares em ratos alimentados com dietas ricas em gordura e frutose.

4. Cafeína: A cafeína impede a ativação das células estreladas hepáticas através da inibição da ação da adenosina nos receptores A2A da adenosina das células estreladas hepáticas e do bloqueio da expressão de TGF-β. O resultado é um efeito antifibrótico global no fígado. A cafeína exerce igualmente efeitos antimutagénicos contra as aminas aromáticas heterocíclicas derivadas dos alimentos.[57]

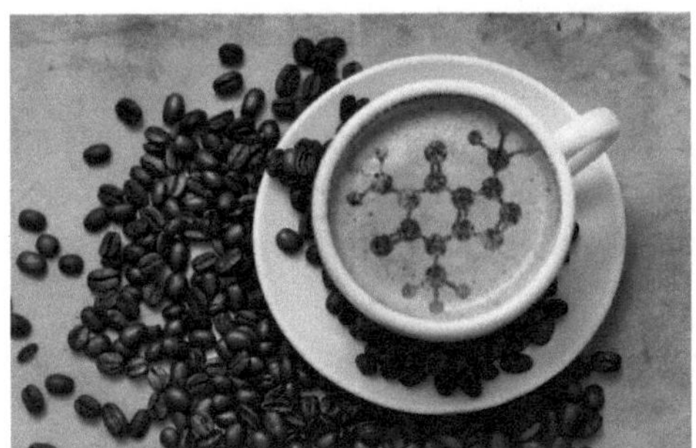

FIGURA 31: CAFEÍNA

5. Curcumina: Foi demonstrado que a curcumina diminui o nível de esteatose induzida pelo etanol em ratos, bloqueia a lesão hepatocelular induzida pelo tetracloreto de carbono e acetaminofeno e previne a redução da expressão do CYP450 induzida durante situações inflamatórias.

6. Feno-grego: A semente e os seus extractos demonstraram ter propriedades antilipidémicas, antioxidantes, anti-inflamatórias e hepatoprotectoras.

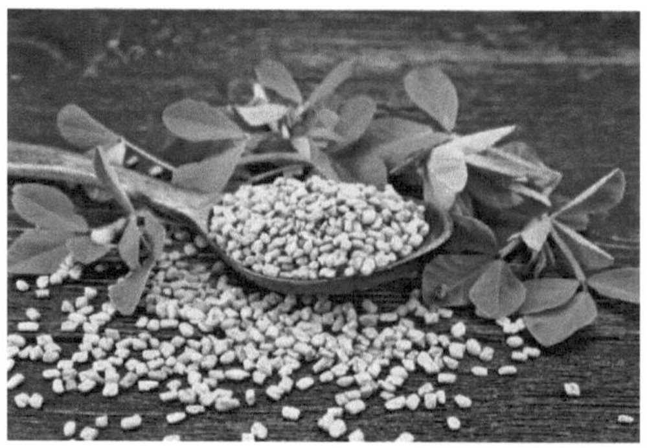
FIGURA 32: FENO-GREGO

7. Alho: O alho contém fibras alimentares, açúcares, flavonóides, óleos essenciais, pectina, etc. O alho tem um efeito no metabolismo lipídico e demonstrou ajudar a reduzir os níveis de colesterol no sangue em humanos, possivelmente alterando as enzimas envolvidas na síntese e no metabolismo do colesterol. O alho reduz a produção hepatocelular de lipoproteínas de baixa densidade e diminui a expressão de óxido nítrico sintetase induzível, contribuindo ambos para os efeitos antiateroscleróticos do alho.

8. Ginseng: Ginseng contém ginsenósidos que são glicosídeos triterpénicos exclusivos da espécie Panax. O ginsenosídeo Rg1 é o principal componente ativo do Panax ginseng, que tem atividade anti-inflamatória e antiapoptótica no fígado através da inibição do TNF-α e demonstrou inibir a fibrose hepática.

9. Extrato de chá verde: É um antioxidante, pois contém catecóis polifenólicos, alcalóides e outros compostos bioactivos. Os benefícios para a saúde atribuídos ao consumo de chá verde incluem a perda de peso, a diminuição da inflamação, a diminuição da acumulação de lípidos hepáticos e a diminuição da fibrose hepática.

10. Isoflavonas: A isoflavona genisteína derivada da soja demonstrou atenuar a doença hepática gorda alcoólica e não alcoólica através da estimulação da β-oxidação dos ácidos gordos hepáticos, aumentando as actividades antioxidantes hepáticas, diminuindo a fibrose hepática e reduzindo a peroxidação lipídica.[57]

VIII. DOENÇAS RENAIS

O rim tem uma capacidade limitada de cicatrização após um insulto agudo, e os doentes com LRA que não se resolva completamente correm o risco de desenvolver doença renal progressiva e, em última análise, insuficiência renal crónica. Uma variedade de produtos nutracêuticos tem sido promovida como sendo capaz de apoiar, proteger e/ou curar lesões renais, mas faltam pesquisas para apoiar muitas dessas alegações. Os supostos mecanismos pelos quais os nutracêuticos podem beneficiar os doentes com doença renal crónica incluem a redução da inflamação, a modulação do stress oxidativo, a inibição da fibrose intersticial, a promoção do fluxo sanguíneo renal e da taxa de filtração glomerular e a estimulação da regeneração tubular. Para além da eficácia não comprovada, os nutracêuticos individuais têm a sua própria toxicidade inerente e podem ter interacções adversas com outros medicamentos prescritos para a doença renal. Aqui são discutidos alguns nutracêuticos que se diz serem úteis na doença renal.

1. **Ervas Inibidoras da Enzima de Conversão da Angiotensina:** Os inibidores da ECA e os bloqueadores dos receptores da angiotensina têm propriedades anti-hipertensivas e antifibróticas e têm sido utilizados para retardar a progressão da doença renal crónica. Foi proposto que vários produtos à base de plantas/nutracêuticos actuam como inibidores da ECA, incluindo o bolbo de alho (Allium sativum), o espinheiro (Crataegus spp.), o fruto de reishi (Ganoderma lucidum), a lespedeza (Lespedeza capitata) e a salva chinesa (Salvia miltiorrhiza).

2. **Cafeína:** É utilizada há séculos pelos seus efeitos estimulantes e diuréticos. A ingestão de cafeína também tem sido associada a uma diminuição do risco de pedras nos rins.

3. **Curcumina:** A curcumina tem sido proposta como um nutracêutico benéfico no tratamento da IRA devido ao seu efeito inibidor sobre as citocinas, como o fator de crescimento transformador-β (TGF-β).

4. **Feno-grego:** O feno-grego (Trigonella foenum-graecum) é uma semente utilizada há séculos como especiaria culinária e para fins medicinais em muitos sistemas de medicina tradicional/folclórica. O feno-grego é utilizado na medicina popular como um remédio para a urolitíase e a nefrolitíase.

5. **Quercetina:** A quercetina é um flavonoide que demonstrou efeitos renoprotectores contra a nefropatia diabética porque reduziu o stress oxidativo e a apoptose nas células renais em ratos diabéticos.

6. **Resveratrol**: O resveratrol é um composto polifenólico natural que se encontra nas uvas, bagas, vinho e peles de amendoim. O resveratrol é um antioxidante e pensa-se que tem efeitos citoprotectores. O resveratrol melhorou a excreção urinária de proteínas, a disfunção renal e o stress oxidativo renal em ratos diabéticos e foi renoprotector contra a apoptose induzida pela cisplatina em células tubulares renais proximais murinas.[58]

IX. DIABETES

A forma mais comum de diabetes é a diabetes de tipo 2, com uma prevalência de 95%, e está associada à obesidade. Nos últimos anos, uma vasta gama de suplementos dietéticos à base de plantas e de medicamentos à base de plantas provou cientificamente beneficiar a diabetes mellitus de tipo 2 em estudos pré-clínicos, no entanto, poucos provaram fazê-lo em ensaios clínicos aleatórios devidamente concebidos. **As isoflavonas** são fitoestrogénios que têm semelhanças estruturais/funcionais com o estrogénio humano. As isoflavonas de soja foram as mais estudadas e o seu consumo tem sido associado a uma menor incidência e taxa de mortalidade de diabetes tipo II, doenças cardíacas, osteoporose e certos tipos de cancro.

Foi sugerido que **os ácidos gordos ómega 3** reduzem a tolerância à glicose em doentes com predisposição para a diabetes. Para a síntese de ácidos gordos n-3 de cadeia longa, é necessária insulina; o coração pode assim ser particularmente suscetível à sua depleção na diabetes. Os ésteres etílicos dos ácidos gordos n-3 podem ser potencialmente benéficos para os doentes diabéticos. **O ácido lipóico** é um antioxidante utilizado no tratamento da neuropatia diabética e parece ser eficaz como suplemento alimentar a longo prazo para proteger os diabéticos de complicações

As fibras alimentares de psílio têm sido amplamente utilizadas como suplementos farmacológicos, ingredientes alimentares, em alimentos transformados para ajudar a reduzir o peso, para o controlo da glicose em doentes diabéticos e para reduzir os níveis de lípidos na hiperlipidemia. Muitos extractos de plantas como o Toucrium polium, a canela e o melão amargo têm demonstrado prevenir ou tratar a diabetes.[59]

X.INFLAMAÇÃO

Os nutracêuticos cuja influência na osteoartrite foi testada são o gengibre, a soja, os insaponificáveis, a glucosamina, a condroitina, a S-adenosilmetionina.

Embora sejam seguros e bem tolerados, os resultados são, no entanto, prejudicados pela heterogeneidade dos estudos e pela inconsistência dos resultados. As vitaminas C e D são micronutrientes para os quais existem provas de benefícios. A unha-de-gato é um potente agente anti-inflamatório. Os cientistas atribuíram a eficácia da unha-de-gato a compostos denominados alcalóides oxindólicos; no entanto, os extractos hidrossolúveis de unha-de-gato que não contêm quantidades significativas de alcalóides não possuem fortes efeitos antioxidantes e anti-inflamatórios. O resveratrol apresenta a ação mais forte da desacetilase do tipo sirtuina, que inibe a enzima ciclo-oxigenase-1 e pode prolongar o tempo de vida da levedura e das moscas da fruta. Possuem actividades anti-inflamatórias e antifúngicas. As séries ómega 3 e ómega 6 têm um papel significativo nas doenças, gerando potentes moléculas moduladoras das respostas inflamatórias, incluindo prostaglandinas, leucotrienos e interleucinas. O ácido gama-linolénico (GLA) é produzido no organismo a partir do ácido linoleico, um ácido gordo essencial da série ómega 6. O GLA é um nutracêutico utilizado para tratar problemas de inflamação e doenças auto-imunes. O GLA pré-formado está presente em quantidades vestigiais nos frutos secos, vegetais de folha verde, óleos vegetais, como o óleo de sementes, óleo de borragem, óleo de Oenothera biennis, óleo de groselha preta e óleo de sementes de cânhamo. O GLA é metabolizado em ácido dihomogâmico-linolénico, que sofre um metabolismo oxidativo pelas enzimas lipoxigenase e ciclo-oxigenase para produzir eicosanóides anti-inflamatórios. A gencianina, presente na raiz da genciana, é um agente anti-inflamatório eficaz. A bromolaína, uma enzima proteolítica encontrada em extractos de urtiga, curcuma, ananás, chás e extractos de curcuma ou curcumina, tem atividade anti-inflamatória A osteoartrite é uma doença articular debilitante que afecta uma grande parte da população. Em 2004, os custos associados a todas as formas de artrite foram de aproximadamente 86 mil milhões de dólares. O desconforto nas articulações devido a qualquer doença articular pode reduzir a atividade física dos indivíduos, resultando num desequilíbrio energético e num aumento de peso. A glucosamina e o sulfato de condroitina são amplamente utilizados para aliviar os sintomas da osteoartrite. Estes nutracêuticos parecem regular a expressão genética e a síntese de NO e PGE2, fornecendo uma explicação plausível para as suas actividades anti-inflamatórias[59]

CONCLUSÃO E RESUMO

É muito imperativo que os nutrientes encontrados em muitos alimentos, frutas e legumes sejam responsáveis pelos benefícios para a saúde bem documentados. As evidências indicam que as acções mecanicistas dos compostos naturais envolvem uma vasta gama de processos biológicos, incluindo a ativação das defesas antioxidantes, as vias de transdução de sinal, a expressão de genes associados à sobrevivência celular, a proliferação e diferenciação celular e a preservação da integridade mitocondrial. Parece que estas propriedades desempenham um papel crucial na proteção contra as patologias de numerosas doenças relacionadas com a idade ou crónicas. As autoridades consideram a prevenção e o tratamento com nutracêuticos como um instrumento fundamental para a manutenção da saúde e para combater as doenças agudas e crónicas induzidas pela nutrição, promovendo assim uma saúde óptima, a longevidade e a qualidade de vida. A procura futura de nutracêuticos depende da perceção que os consumidores têm da relação entre a alimentação e a doença. Embora os nutracêuticos sejam muito promissores na promoção da saúde humana e na prevenção de doenças, os profissionais de saúde, os nutricionistas e os toxicologistas reguladores devem trabalhar estrategicamente em conjunto para planear uma regulamentação adequada que proporcione o máximo benefício terapêutico e de saúde à humanidade.

REFERÊNCIAS

1. Yapijakis C. Hipócrates de Cós, o pai da medicina clínica, e Asclepíades de Bitínia, o pai da medicina molecular. Revisão. In Vivo. 2009;23(4):507- 514.
2. Rama CS, Shirode AR, Mundada AS e Kadam VJ. Nutraceuticals-an emerging era in the treatment and prevention of cardiovascular diseases. Curr Pharm Biotechnol. 2006;7(10): 15-23
3. Roth GA, Huffman MD, Moran AE, et al. Padrões globais e regionais na mortalidade cardiovascular de 1990 a 2013. Circulation 2015;132:1667-78.
4. O'Keeffe C, Kabir Z, O'Flaherty M, et al. Modelação do impacto de opções específicas de política alimentar nas mortes por doença coronária e AVC na Irlanda. BMJ Open 2013;3: e002837.
5. Alissa EM, Ferns GA. Alimentos funcionais e nutracêuticos na prevenção primária de doenças cardiovasculares. J Nutr Metab 2012;2012:569486.

6. Tresserra-Rimbau A, Rimm EB, Medina-Remón A, et al. Associação inversa entre a ingestão habitual de polifenóis e a incidência de eventos cardiovasculares no estudo PREDIMED. Nutr Metab Cardiovasc Dis 2014; 24:639-47.
7. Alissa EM, Ferns GA. Alimentos funcionais e nutracêuticos na prevenção primária de doenças cardiovasculares. J Nutr Metab 2012; Jan 1;2012.
8. M. H. Davidson, K. C. Maki, M. R. Dicklin et al., "Effects of consumption of pomegranate juice on carotid intima-media thickness in men and women at moderate risk for coronary heart disease," Am. J. Cardiol, vol. 104, no. 7, pp. 936- 942, 2009.
9. A. H. Lichtenstein, "Soy protein, isoflavones and cardiovascular disease risk," J Nutr, vol. 128, no. 10, pp. 1589-1592, 1998
10. L. Hooper, P. A. Kroon, E. B. Rimm et al., "Flavonoids, flavonoid-rich foods, and cardiovascular risk: a meta-analysis of randomized controlled trials," Am. J. Clin. Nutr, vol. 88, no. 1, pp. 38-50, 2008.
11. D. Grassi, C. Lippi, S. Necozione, G. Desideri, e C. Ferri, "Short-term administration of dark chocolate is followed by a significant increase in insulin sensitivity and a decrease in blood pressure in healthy persons," Am. J. Clin. Nutr, vol. 81, no. 3, pp. 611-614, 2005.
12. A. Berger, P. J. H. Jones, e S. S. Abumweis, "Plant sterols: factors affecting their efficacy and safety as functional food ingredients," Lipids in Health and Disease, vol. 3, artigo 5, 2004.
13. H. Wiseman, J. D. O'Reilly, H. Adlercreutz et al., "Isoflavone phytoestrogens consumed in soy decrease F2-isoprostane concentrations and increase resistance of low-density lipoprotein to oxidation in humans," Am. J. Clin. Nutr, vol. 72, no. 2,pp. 395-400, 2000
14. de Jong A, Plat J, Mensink RP. Efeitos metabólicos dos esteróis e estanóis vegetais. J Nutr Biochem 2003;14;362-9.

15. R. Aguirre and J. M. May, "Inflammation in the vascular bed: importance of vitamin C," Pharmacology and Therapeutics, vol. 119, no. 1, pp. 96-103, 2008.

16. Z. Ye and H. Song, "Antioxidant vitamins intake and the risk of coronary heart disease: meta-analysis of cohort studies," EUR J CARDIOV PREV R, vol. 15, no. 1, pp. 26-34, 2008.

17. N. R. Cook, C. M. Albert, J. M. Gaziano et al., "A randomized fatorial trial of vitamins C and E and beta carotene in the secondary prevention of cardiovascular events in women: results from the women's antioxidant cardiovascular study," Archives of Internal Medicine, vol. 167, no. 15, pp. 1610-1618, 2007.

18.H. D. Sesso, J. E. Buring, W. G. Christen et al., "Vitamins E and C in the prevention of cardiovascular disease in men: the physicians' health study II randomized controlled trial," JAMA, vol. 300, no. 18, pp. 2123-2133, 2008.

19.V. P. Palace, N. Khaper, Q. Qin, e P. K. Singal, "Antioxidant potentials of vitamin A and carotenoids and their relevance to heart disease," Free Radic. Biol. Med, vol. 26, no. 5-6, pp. 746-761, 1999

20.S. Liu, I. M. Lee, U. Ajani, S. R. Cole, J. E. Buring, e J. E. Manson, "Intake of vegetables rich in carotenoids and risk of coronary heart disease in men: the physicians' health study," Int. J. Epidemiol, vol. 30, no. 1, pp. 130- 135, 2001.

21.T. H. Rissanen, S. Voutilainen, K. Nyyssonen, R. Salonen, G. ̈ A. Kaplan, e J. T. Salonen, "Serum lycopene concentrations and carotid atherosclerosis: the Kuopio Ischaemic Heart Disease Risk Fator Study," Am. J. Clin. Nutr, vol. 77, no. 1, pp. 133-138, 2003.

22.K. F. Gey, P. Puska, P. Jordan, e U. K. Moser, "Inverse correlation between plasma vitamin E and mortality from ischemic heart disease in cross-cultural epidemiology," Am. J. Clin. Nutr, vol. 53, no. 1, pp. 326S- 334S, 1991.

23.T. J. Moore, P. R. Conlin, J. Ard, and L. P. Svetkey, "DASH (Dietary Approaches to Stop Hypertension) diet is effective treatment for stage 1 isolated systolic hypertension," Hypertension, vol. 38, no. 2, pp. 155-158, 2001.

24.J. A. Blumenthal, M. A. Babyak, A. Sherwood et al., "Effects of the dietary approaches to stop hypertension diet alone and in combination with exercise and caloric restriction on insulin sensitivity and lipids," Hypertension, vol. 55, no. 5,pp. 1199- 1205, 2010.

25. T. J. Key, G. E. Fraser, M. Thorogood et al., "Mortality in vegetarians and non- vegetarians: a collaborative analysis of 8300 deaths among 76,000 men and women in five prospective studies," Public Health Nutr, vol. 1, no. 1, pp. 33-41, 1998.

26. Hiraishi H , Terano A, Sugimoto T, et al. Papel protetor da superóxido dismutase intracelular contra oxidantes extracelulares em células gástricas de rato em cultura. J Clin Invest1994;93:331-8.

27. Mizui T , Sato H, Hirose F, et al. Effect of antiperoxidative drugs on gastric damage induced by ethanol in rats. Life Sci1987;41:755-63.

28. Di Mario, F.C.L., Nouvenne, A., Stefani, N., 2007. Uma terapia tripla de 1 semana à base de curcumina para a erradicação da infeção por Helicobacter pylori: algo a aprender com o fracasso? Helicobacter 12, 238-243.

29. Irving, G.R., Karmokar, A., Berry, D.P., et al., 2011. Curcumin: o potencial de eficácia em doenças gastrointestinais. Best Pract. Res. Clin. Gastroenterol. 25 (4-5), 519-534.

30. Tan, P.V., Nyasse, B., Dimo, T., et al., 2002. Efeitos anti-úlcera citoprotectores gástricos do extrato de metanol da folha de Ocimum suave (Lamiaceae) em ratos. J. Ethnopharmacol. 82 (2-3), 69-74.

31. Zayachkivska, O.S., Konturek, S.J., Drozdowicz, D., et al., 2005. Efeitos gastroprotectores dos flavonóides em extractos de plantas. J. Physiol. Pharmacol. 56 (Suppl. 1), 219- 231

32. Kahraman, A., Erkasap, N., Köken, T., Serteser, M., et al., 2003. As propriedades antioxidantes e anti-histamínicas da quercetina na lesão gástrica induzida pelo etanol. Toxicologia 183 (1-3), 133-142.

33. Pandey KR, Naik SR, Vakil BV. Probióticos, prebióticos e simbióticos - uma revisão.**J. Food** Sci. Technol,2015 Dec 1;52(12):7577-87.

34. Rahimi, R., Mozaffari, S., Abdollahi, M., 2009. Sobre a utilização de medicamentos à base de plantas na gestão de doenças inflamatórias intestinais: uma revisão sistemática de estudos em animais e humanos. Dig. Dis. Sci. 54, 471-480

35. Shoda, R., Matsueda, K., YamatoN-3 polyunsaturated fatty J. Gastroenterol. 8, 98- 101.

36. Moskovitz, David N., e Young-In Kim. "Dietary Fiber" (Fibra dietética). (2004): 597-612.

37. Ramanan, V.K., Saykin, A.J., 2013. Caminhos para a neurodegeneração: percepções mecanicistas do GWAS na doença de Alzheimer, doença de Parkinson e distúrbios relacionados. Am. J. Neurodegener. Dis. 2,145-175.

38. Da Costa Dias, B., Jovanovic, K., Gonsalves, D., Weiss, S.F., 2011. Pontos comuns estruturais e mecanicistas da amiloide-beta e da proteína prião. Prion 5, 126- 137.

39. Berginc, K., Kristl, A., 2012. O efeito dos suplementos de alho e fitoquímicos nas propriedades ADMET dos medicamentos. Expert. Opin. Drug Metab. Toxicol. 8, 295- 310.

40. Chauhan, N.B., 2005. Multiplicidade dos efeitos do alho na saúde e na doença de Alzheimer.

J. Nutr. Health Aging. 9, 421-432.

41. Munchberg, U., Anwar, A., Mecklenburg, S., Jacob, C., 2007. Polissulfuretos como ingredientes biologicamente activos do alho. Org. Biomol.Chem. 5, 1505-1518.

42. Shivashankara, A.R., Azmidah, A., Haniadka, R., Rai, M.P., Arora, R., Baliga, M.S., 2012. Agentes dietéticos na prevenção da hepatotoxicidade

induzida pelo álcool: observações pré-clínicas. Food Funct. 3, 101-109

43. Garcia-Alloza M, Borrelli LA, Rozkalne A, Hyman BT, Bacskai BJ. Curcumin labels amyloid pathology in vivo, disrupts existing plaques, and partially restores distorted neurites in an Alzheimer mouse model. J Neurochem. 2007; 102:1095- 1104.

44. Ono K, Hasegawa K, Naiki H, Yamada M. Curcumin has potent anti-amyloidogenic effects for Alzheimer's beta-amyloid fibrils in vitro. J Neurosci Res. 2004; 75:742-750.

45. Farooqui AA, Farooqui T, Madan A, Ong JH, Ong WY. Medicina ayurvédica para o tratamento da demência: aspectos mecanicistas. Complemento baseado em evidências Alternat Med. 2018 Oct;2018.

46. Joseph, J., Cole, G., Head, E., Ingram, D., 2009a. Nutrition, brain aging, and neurodegeneration (Nutrição, envelhecimento cerebral e neurodegeneração). J. Neurosci. 29, 12795-12801

47. Rastogi, M., Ojha, R.P., Devi, B.P., Aggarwal, A., Agrawal, A., Dubey, G.P., 2012a. Melhoria da neuroinflamação associada à idade no tratamento de bacosides a longo prazo. Neurochem. Res. 37, 869-874.

48. Chaudhari KS, Tiwari NR, Tiwari RR, Sharma RS. Efeito neurocognitivo da droga nootrópica Brahmi (Bacopa monnieri) na doença de Alzheimer "Ann. Neurosci,2017;24(2):111-22.

49. Peth-Nui, T. Wattanathorn, J, Muchimapura, S, Tong-Un, et al 2012. Efeitos do consumo de 12 semanas de Bacopa monnieri na atenção, processamento cognitivo, memória de trabalho e funções dos sistemas colinérgico e monoaminérgico em voluntários idosos saudáveis. Evid Based Complement Alternat Med. 2012.

50. Joseph, J., Cole, G., Head, E., Ingram, D., 2009a. Nutrition, brain aging, and neurodegeneration (Nutrição, envelhecimento cerebral e neurodegeneração). J. Neurosci. 29, 12795-12801.

51. Malin, D.H., Lee, D.R., Goyarzu, P., Chang, Y.H., Ennis, L.J., Beckett, E., Shukitt-Hale, B., Joseph, J.A., 2011. A dieta enriquecida com mirtilo a curto prazo previne e inverte a perda de memória de reconhecimento de objectos em ratos envelhecidos. Nutrition 27, 338-342.

52. Subash S, Essa MM, Al-Adawi S, Memon MA, Manivasagam T, Akbar M. Neuroprotective effects of berry fruits on neurodegenerative diseases. **Regeneração Neural**. Res.2014 Aug 15;9 (16):1557.

53. Bolling, B.W., Chen, C.Y., McKay, D.L., Blumberg, J.B., 2011. Fitoquímicos de frutos secos: composição, capacidade antioxidante, bioatividade, factores de impacto. uma revisão sistemática de amêndoas, castanhas do Brasil, cajus, avelãs, macadâmias, nozes pecan, pinhões, pistácios e nozes. Nutr. Res. Rev. 24, 244-275.

54. Essa, M.M., Vijayan, R.K., Castellano-Gonzalez, G., Memon, M.A., Braidy, N., Guillemin, G.J., 2012. Efeito neuroprotector dos produtos naturais contra a

doença de Alzheimer. Neurochem. Res. 37, 1829-1842
55. Gorji N, Moeini R, Memariani Z. Amêndoa, avelã e noz, três frutos secos para a neuroprotecção na doença de Alzheimer: Uma revisão neurofarmacológica dos seus constituintes bioactivos. Investigação farmacológica. 2018 Mar 1;129:115-27.
56. Dumoulin M, Gaudout D, Lemaire B. Efeitos clínicos de um suplemento oral rico em antioxidantes na luminosidade da pele das mulheres. Clin Cosmet Investig Dermatol. 2016;9:315-24.
57. Bolognia JL, Jorizzo JL, Schaffer JV. Avaliação da beleza e do envelhecimento do rosto. Dermatologia. Dermatologia. Londres: Elsevier;
58. Evans JA, Johnson EJ. The role of phytonutrients in skin health (O papel dos fitonutrientes na saúde da pele). Nutrientes. 2010;2:903-28.
59. Instituto de Medicina: Comité de Alimentação e Nutrição. Dietary reference intakes for vitamin A, vitamin K, arsenic, boron, chromium, copper, iodine, iron, manganese, molybdenum, nickel, silicon, vanadium, and zinc. Washington, DC: National Academy Press; 2001.
60. Draelos ZD. Nutrição e melhoria da pele com aspeto jovem. Clin Dermatol. 2010;28:400-8.

ÍNDICE DE CONTEÚDOS

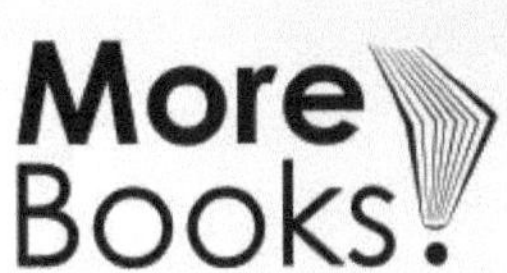

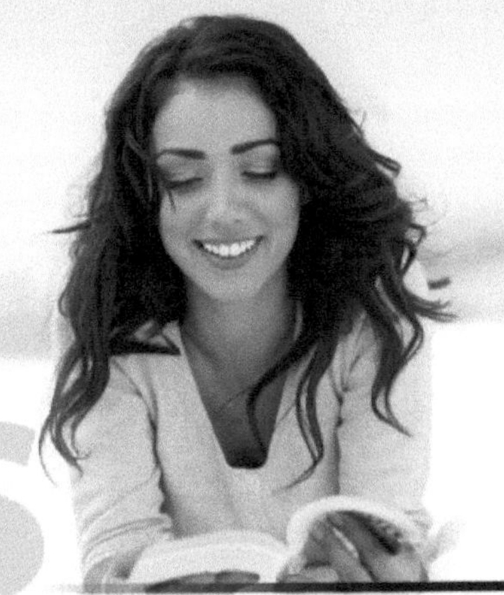

yes
I want morebooks!

Buy your books fast and straightforward online - at one of world's fastest growing online book stores! Environmentally sound due to Print-on-Demand technologies.

Buy your books online at
www.morebooks.shop

Compre os seus livros mais rápido e diretamente na internet, em uma das livrarias on-line com o maior crescimento no mundo! Produção que protege o meio ambiente através das tecnologias de impressão sob demanda.

Compre os seus livros on-line em
www.morebooks.shop

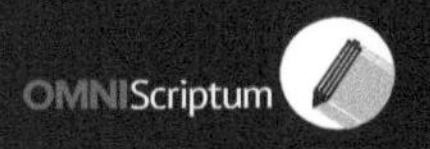

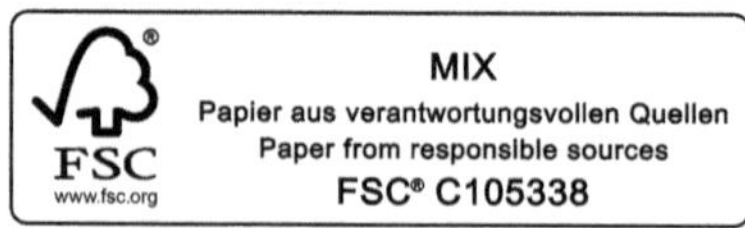

Printed by Books on Demand GmbH, Norderstedt / Germany